U0888821

张绚邦诊效百方

主　编　张晓天

执行主编　呼怡媚

编　委　缪　佳　茅思佳　王琳茹　呼怡媚　唐嘉仪　石　磊
张天宏　程秋峰　吴晶晶　蒋梦琳　余佩思　姜　凡
齐丹萌　李晨希　王　燕　宋文娟　杨燕婷　王张晨阳

人民卫生出版社

·北　京·

版权所有，侵权必究！

图书在版编目（CIP）数据

张绚邦诊效百方 / 张晓天主编. — 北京：人民卫生出版社，2025.9

ISBN 978-7-117-35951-1

Ⅰ. ①张⋯ Ⅱ. ①张⋯ Ⅲ. ①验方－汇编 Ⅳ. ①R289.5

中国国家版本馆 CIP 数据核字（2024）第 069128 号

人卫智网 www.ipmph.com 医学教育、学术、考试、健康，购书智慧智能综合服务平台

人卫官网 www.pmph.com 人卫官方资讯发布平台

张绚邦诊效百方

Zhang Xuanbang Zhenxiao Baifang

主　　编：张晓天

出版发行：人民卫生出版社（中继线 010-59780011）

地　　址：北京市朝阳区潘家园南里 19 号

邮　　编：100021

E - mail：pmph @ pmph.com

购书热线：010-59787592　010-59787584　010-65264830

印　　刷：北京盛通印刷股份有限公司

经　　销：新华书店

开　　本：889 × 1194　1/32　　印张：6.5

字　　数：125 千字

版　　次：2025 年 9 月第 1 版

印　　次：2025 年 9 月第 1 次印刷

标准书号：ISBN 978-7-117-35951-1

定　　价：59.00 元

打击盗版举报电话：010-59787491　E-mail：WQ @ pmph.com

质量问题联系电话：010-59787234　E-mail：zhiliang @ pmph.com

数字融合服务电话：4001118166　E-mail：zengzhi @ pmph.com

张绚邦简介

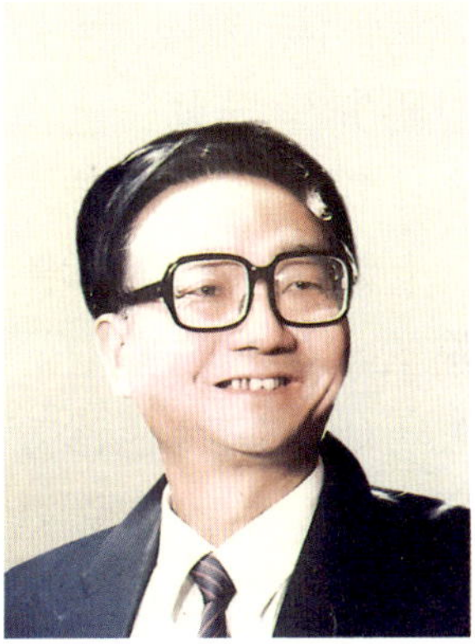

张绚邦（1936年10月－2002年11月），男，浙江桐乡市人。1956年毕业于嘉兴医校。1962年毕业于上海中医学院（现上海中医药大学）。1992年被人事部、卫生部、国家中医药管理局确定为“全国继承老中医药专家学术经验指导老师”。

1962年赴新疆维吾尔自治区中医医院工作，历任医师、副主任医师、主任医师及内科副主任、主任、副院长等。1980年，中华全国中医学会新疆分会（现新疆中医药学会）成立后，先后担任副秘书长、秘书长、副会长、会长、名誉会长等。1986年出任新疆中医学院（现新疆医科大学中医学院）首任院长。

曾被聘为俄罗斯圣彼得堡巴甫洛夫第一国立医科大学客座教授、福建中医学院（现福建中医药大学）名誉教授、上海中医药大学研究生导师。曾兼任《新疆中医药》主编。曾任中国中医药学会（现中华中医药学会）和全国中医药高等教育学会的理事、常务理事等。主要代表作有《论仲景学说研究的历史经验》《中医处方的风格和美学问题》《〈温热论〉管窥》《脉诊指法》《诊效百方》《中国传统医学的发展和新疆的优势》等。

主编简介

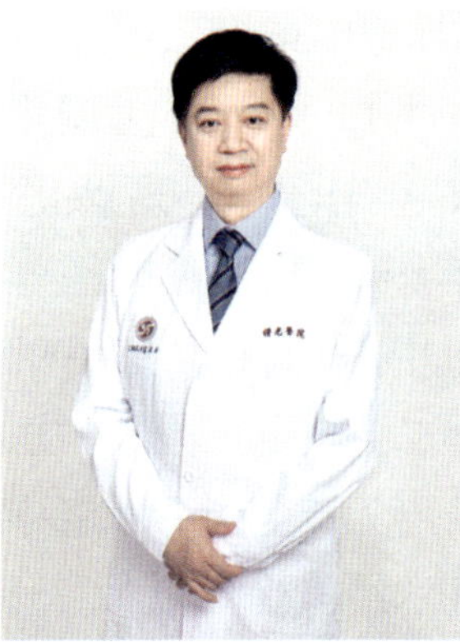

张晓天，博士，教授，主任医师，硕士研究生导师，上海浦东新区名中医，曙光医院名中医。现任上海中医药大学附属曙光医院治未病中心主任，上海市中医药研究院特色诊疗技术研究所所长。国家中医药管理局中医药文化科普巡讲团专家，国家健康科普专家库成员。兼任中华中医药学会治未病分会副主任委员、健康服务工作委员会副主任委员、亚健康分会名誉副主任委员，世界中医药学会联合会中医适宜技术评价与推广委员会副会长、亚健康专业委员会副会长，中国医药教育协会健康体检与评估专业委员会副主任委员，上海市中医药学会亚健康分会主任委员、治未病分会副主任委员，上海市食疗研究会膏方专业委员会副主任委员等。

临床工作30余年，学习和继承多名上海及全国名老中医的学术经验，以中医“整体观”理念辨析和治疗各种疾病和疑难杂症，并结合体质特点遣方用药，擅长各种慢性疾病和疲劳综合征、亚健康及延缓衰老调理。作为曙光医院治未病中心建设者，主持推广了“中医治未病进社区”工作，提出中医体检新概念。

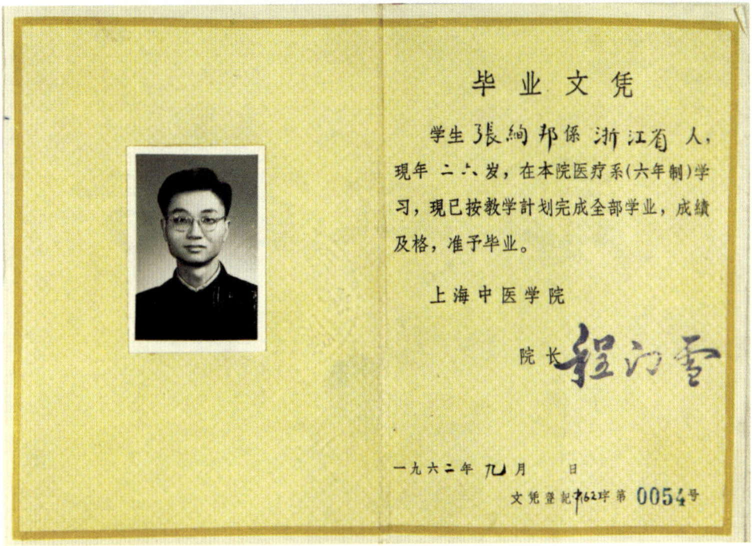

毕业文凭

学生張绚邦係浙江省人，现年二六岁，在本院医疗系(六年制)学习，现已按教学計划完成全部学业，成绩及格，准予毕业。

上海中医学院

院长程门雪

一九六二年九月　日

文凭登記申62毕第0054号

张绚邦毕业文凭

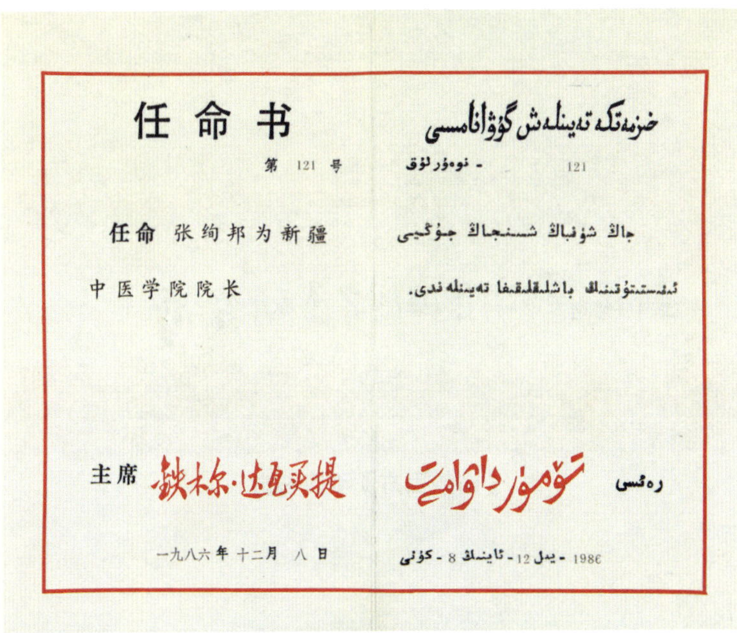

任命书

第121号

任命张绚邦为新疆中医学院院长

主席铁木尔·达瓦买提

一九八六年十二月八日

خىزمەتكە تەيىنلەش گۇۋاھنامىسى

121 - نومۇرلۇق

جاڭ شۈنباڭ شىنجاڭ جۇڭيى

ئىنستىتۇتىنىڭ باشلىقلىقىغا تەيىنلەندى.

رەئىس تۆمۈر داۋامەت

1986 - يىل 12 - ئاينىڭ 8 - كۈنى

新疆中医学院院长任命书

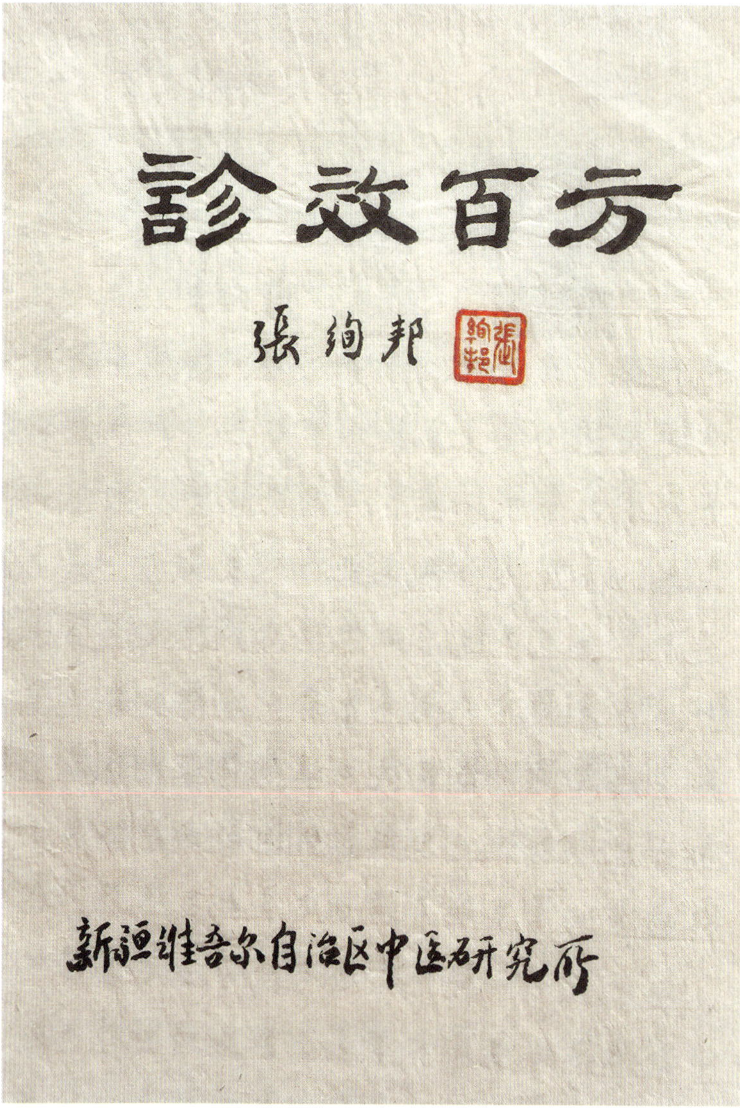

《诊效百方》手稿书影

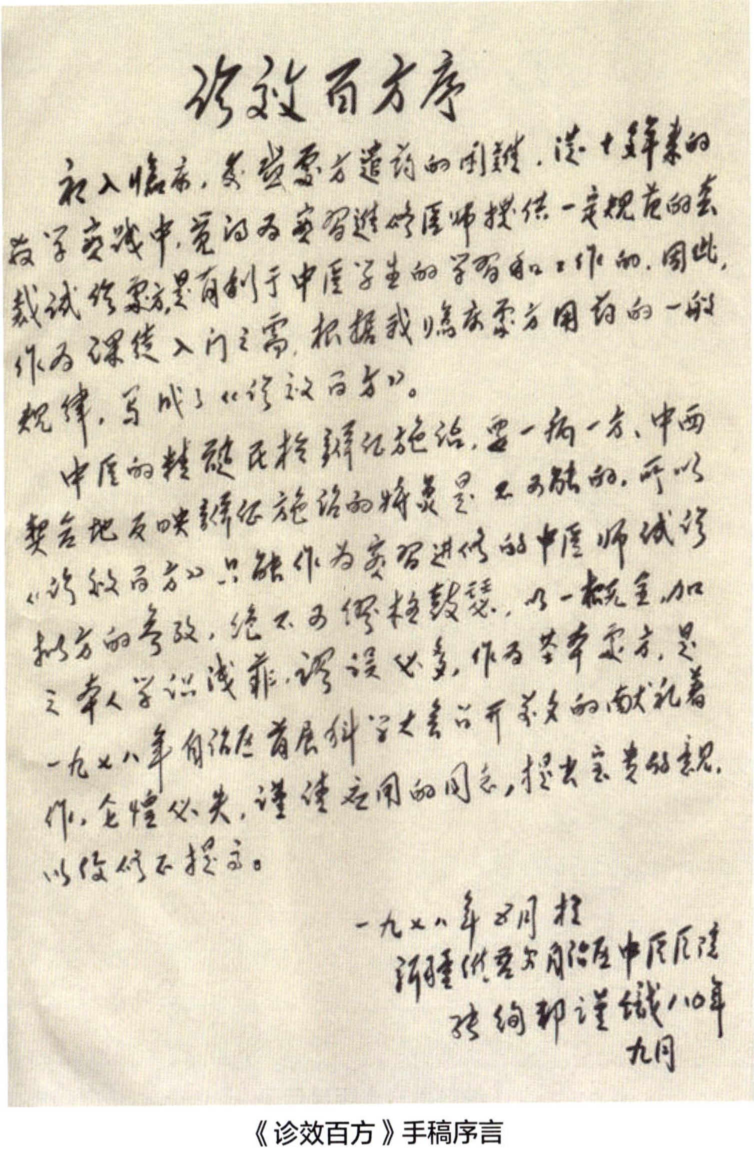

诊效百方序

初入临床，常感处方遣药的困难。近十余年来的教学实践中，觉得为实习进修医师提供一定规范的示范试诊案方是有利于中医学生的学习和工作的。因此，作为课徒入门之需，根据我临床处方用药的一般规律，写成了《诊效百方》。

中医的精髓在于辨证施治，要一病一方、中西契合地反映辨证施治的精髓是不可能的。所以《诊效百方》只能作为实习进修的中医师试行处方的参考，绝不可胶柱鼓瑟，以一概全。加之本人学识浅薄，谬误必多。作为参考处方，是一九七八年自治区首届科学大会公开交流的献礼著作，仓惶必失，请使用的同志，提出宝贵的意见，以便修正提高。

一九七八年五月于
新疆维吾尔自治区中医医院
张绚邦谨识 八〇年九月

《诊效百方》手稿序言

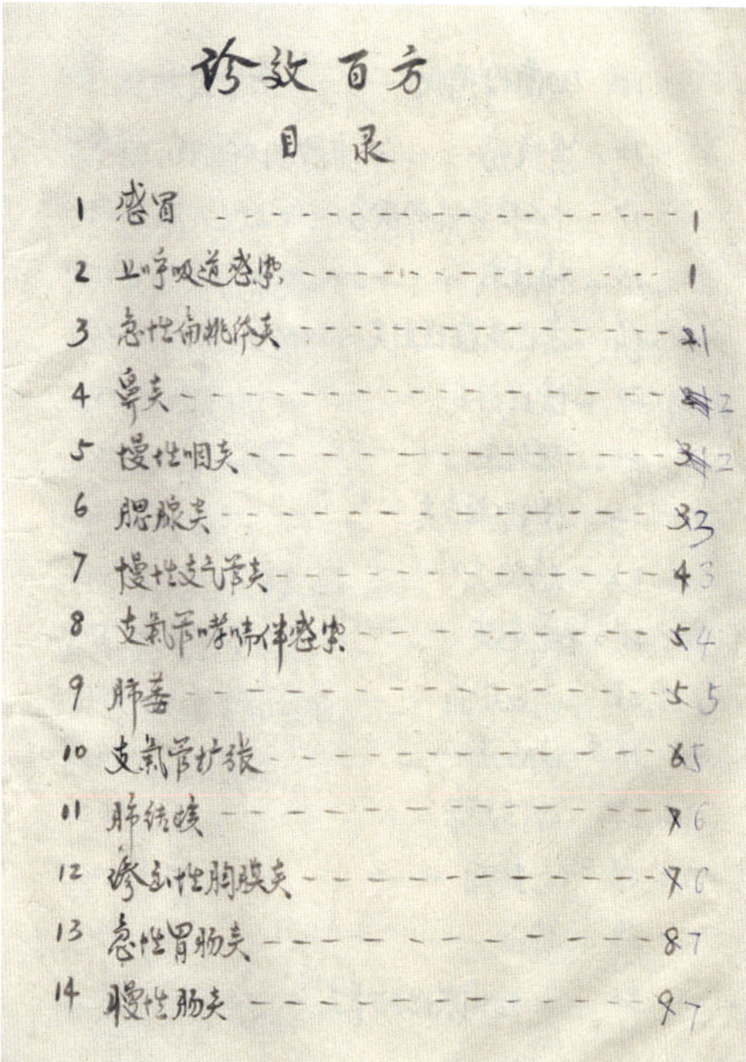

诊效百方

目录

《诊效百方》手稿目录

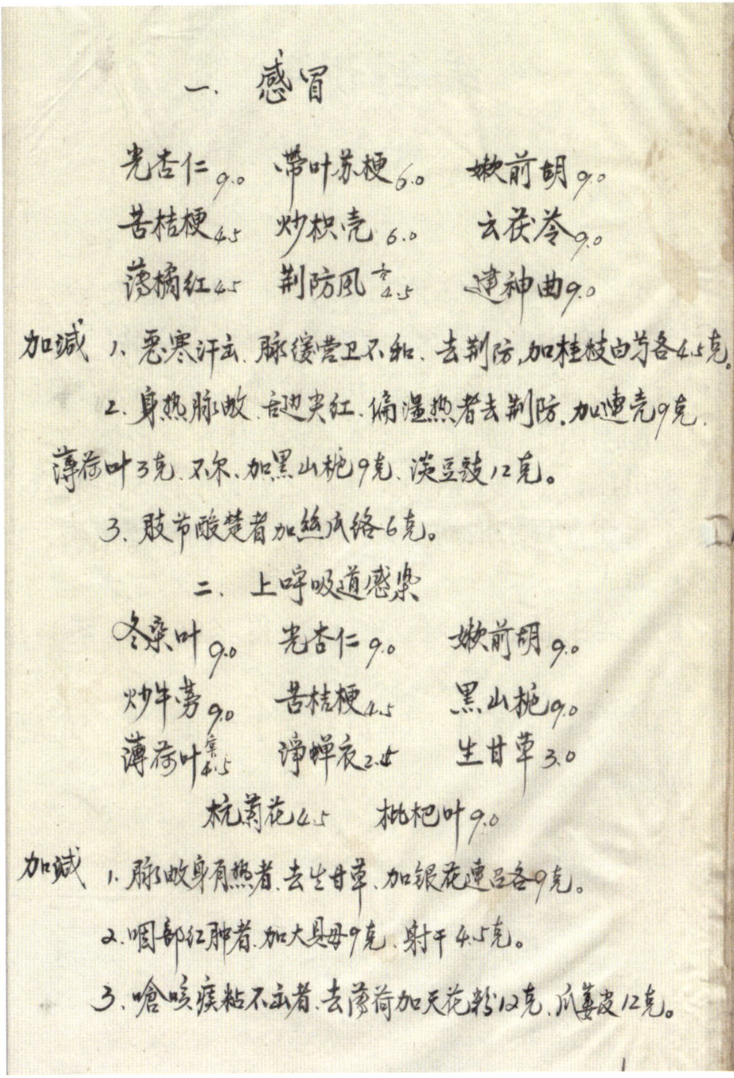

一、感冒

光杏仁9.0　带叶苏梗6.0　嫩前胡9.0
苦桔梗4.5　炒枳壳6.0　云茯苓9.0
蒸橘红4.5　荆防风各4.5　建神曲9.0

加减　1、恶寒汗出、脉缓营卫不和、去荆防，加桂枝白芍各4.5克。

2、身热脉数、舌边尖红、偏温热者去荆防，加连壳9克、薄荷叶3克、不效、加黑山栀9克、淡豆豉12克。

3、肢节酸楚者加丝瓜络6克。

二、上呼吸道感染

冬桑叶9.0　光杏仁9.0　嫩前胡9.0
炒牛蒡9.0　苦桔梗4.5　黑山栀9.0
薄荷叶后下4.5　净蝉衣2.4　生甘草3.0
杭菊花4.5　枇杷叶9.0

加减　1、脉数身有热者、去生甘草、加银花连召各9克。

2、咽部红肿者、加大贝母9克、射干4.5克。

3、呛咳痰粘不出者、去薄荷加天花粉12克、瓜蒌皮12克。

《诊效百方》手稿正文

编写说明

【方药组成】【临证加减】和“附：肿瘤治疗大法”“附：女子调经要诀”“附：女子治带要诀”“附：眼科治疗注意”均依据张绚邦《诊效百方》手稿整理而成。（手稿中的错别字、繁体字、异体字、俗体字均径改，不出注；手稿中语句欠通顺之处，依据前后文意径改，不出注；目录依据正文，并结合当前规范术语，重新整理而成）

【病案】依据张晓天侍诊所得张绚邦医案整理而成。

【功效】【主治】【方解】【按语】均由张晓天团队撰写而成。

周序

张绚邦先生，仆之受业师也；其哲嗣晓天教授，则仆师弟也。晓天天资超迈，悟性高瞻，而兼勤学好问；复承家训，因先生亲授而多得真传；既读中医硕、博毕业，遂次第阶升而直登堂室：故学验陡增，医名日隆，业已领军一方焉。顷邮所编《张绚邦诊效百方》版式清样，属为之序。既见书稿，不觉潸然泪下。叹先生仙逝逾二十年矣！而仆屡念有愧于先生处，未尝一日去心。先生待我厚欤！而其病危沪上，仆以公私多故，竟未亲往探视，遗憾至今，此一愧焉。先生教我多欤！凡其识证规矩、论治策略，并遣方绳墨、用药宜忌，尽数口传手授，谆谆教诲；仆性愚钝，固少心领神悟，然亦照临模仿，获益匪浅。本当及时汇集先生治学行医之道，编撰梓行，以惠后学；奈何疏懒成性，虽已厘定《张绚邦医学要略》提纲，却拖延数年不能成书，又一愧焉。先生在天之灵，得毋知弟子此心而见谅乎?

先生浙江桐乡人。素钟灵秀，丰姿倜傥，雍容谦和；颖悟过人，尤好读书，广闻博览。早年锐志于医，有幸师从近代名医张伯臾、程门雪、刘鹤一，颇得三老赏识。侍诊之际，尝蒙指引津迷，点拨机要，而必谦恭承教，受若持虚。三师乃江南名家，堪称国手，而各有所长。伯臾精于临证诊疗，宜其启蒙解惑；程氏天赋灵机聪敏，宜其答疑析难；鹤一长于伤寒之学，宜学其经方运用。夫师法既高，则入门自捷，根基自坚；而才气灏瀚，则识见必远，探奥必深；又济以精求勤思，锲而不舍，持之以恒：乃能驰骋医涯，攻守自如，贯穿古今，推陈致新，渐成善治疑难病证名家欤。

仆尝以学医捷径求教，先生曰："捷径未之闻也，而策略容有之。医道博大精深，学者难穷其涯际。故必明乎先后，知其主次，善于取舍，方可力辟榛芜，得其窾会。医籍汗牛充栋，安能尽览？而经典有限，宜攻读之；其余诸书，第惟涉猎之，知其大略可也。"综观先生之学，上以尊奉《内》《难》，取其神韵；中以祖述仲景，宗其理致；下以尚习叶氏，得其方法。诚可谓渊源有自，权衡有道，尤能明先后、知主次、善取舍者也。

先生推崇古经，尚习医圣，有独到见识。谓于《内》《难》，宜学神髓，取其精义也；而于仲景，宜学风骨，取其理法也。故于《内经》六气、病机、治则、运气等，均予深入钻研，务必钩玄提要，融汇于心。倘临证遇有疑难病证，遍检古方今法而难以图骥者，常能于《内》《难》经旨中悟出道理，别出心裁，出奇制胜。而于仲景学说，则辟有新论，谓之"三来源，两组成，一核心"。三来源者，既往理论要素，前人医疗成果，自身临床经验；两组成者，以六经论伤寒，以脏腑论杂病；一核心者，辨证论治方法也。此一认识，乃先生所悟仲景治学方略，自然有益于研用仲景理论，而于学习后世各家学说亦大有裨益。

仲景以降，历代医家夥矣！先生皆能取其长而弃其短。金元四家各有企及，故可宗清法于守真，尚补土于东垣，效攻下于子和，学养阴于丹溪；却只可宜用则用之，不可偏执一家之说也。他如明之景岳，长于论理，其《类经》允可羽翼《内经》，而八阵新方，固属辟新，却未必契合临证；清之大椿，学识精博，议论宏阔，然其诋诃有过，微涉讦直，而所言或有不验；修园陈氏，著述甚多，便于初学，复不免支离驳杂，未可尽信也。诸家之中，先生尤尊天士。因其谨记业师程门雪之言："天士用方，遍采诸家之长，不偏不倚，而于仲景法，用之尤熟"；"近人以叶派与长沙相拒，以为学天士者便非长沙，学长沙者不可涉天士，真正奇怪之极。其实即温病发明之说，貌似出长沙以外"，"不知叶氏对长沙之学，极有根底也"。是以敬受此教，远宗仲景，近尚天士，致力于两家之学，而学天士即所以学仲景也。观先生临证处方，用药简约，赋量轻灵，多所变化，颇似天士。

先生极重四诊合参。既见时医有忽望神察色，深为惋惜。神色之诊，能知体况过与不及，病情善恶顺逆，其用大矣，安可轻之！尤于隐伏未显之证，常能于神色中察见端倪。先生曾遇某男，年且六旬，身形素盛今瘦，全身乏力，多方诊查无获，望其面色晦滞、苍黄无泽，脉见数大，当即认为色无胃气、脉无胃气，必隐有重病，令其做肺胃深入检查，结果确诊为肺癌。先生之望神色，非一朝一夕之功，其甲肤之诊、面王之诊、耳轮之诊，均有独特心得。凡见危重病人，必细察其神色异常之处，久而悟出规律，反复印证，始有此验。故先生曰：久练苦功，方结甘果，技巧者，拙朴所生也。徒求巧者，必不可得；欲求其巧，先甘于拙，舍此无巧可言。

至若脉诊，向为诊法之难言者，所谓“心中了了，指下难明”也。先生每以诊法、脉象、指法三者为准而详予揣摩。其于指法，倡以“四要十六字诀”：曰布指要准，曰指目要清，曰移指要密，曰指力要匀。诸如布指定位、指目对嵴、举按寻循、单总推持、操纵俯仰、侧挽辗转等，均有真切体验。其于脉理，不惟识别脉象，犹能就中判断病势逆从。临证留意男女之脉、经产之脉，人迎、趺阳、太溪之脉，与证逆反之脉、与时悖见之脉，或能以之锤定诊断。诸如尺脉滑大，在男当虑下焦湿热，在女则未必有热，殆或适逢经妊尔；脉数而身无热，当责郁火或气阴大虚；咳嗽脉多浮泛于寸部，倘不如此，多属宗气郁滞；久病危重，则以趺阳脉测胃气、太溪脉察肾气，以辨病之逆顺进退；等等方略，时有弋获。如治一更年期妇女，抑郁躁烦殊甚，医以二仙汤、逍遥散投之罔效，既见其脉数躁疾无力，先生定为气阴之虚，舍证从脉，以生脉饮方（用西洋参）而治愈。

先生于辨证论治理法，颇多新识。久居新疆，深感此地气候干旱少雨，必多燥证，却又不乏湿证，何也？盖燥邪郁结，碍气滞津，津液停留，遂化作湿，乃有燥湿同见之候。因而辟有外燥内湿、肺燥脾湿之说，并立以外燥治肺、内燥治肾、均宜启脾方略。先生此论，洵为西北方域证治之真谛，亦为兹后仆等所立西北燥证研究之嚆矢耶。他如先生所倡心病而治肾、先后天互治、风病用轻药、痿病用虫药等，皆匠心独运者也。先生尚有预制药组之设，极便实用。所谓预制药组，乃以三至五味药同时用于一首临证处方之内，以整体充当君药或佐药，如同建筑业之预制模块，故名。先生所用预制药组不下数十，兹举三组以示梗概：其一，珍珠母、草决明、石决明、钩藤，四药相合，潜阳息风，用于老年眩晕（包括高血压、脑动脉硬化等），以平风阳之翕动。其二，丹参、郁金、葛根，三药相合，行气解郁活血，用于胸痹（包括冠心病、肺心病等），以开宗气之郁滞。其三，金银花、蒲公英、黄连、人中白，四药相合，清热解毒疗虚，用于狐惑（包括白塞综合征，亦含复发性口炎），此为气分血分兼顾之制，蒲公英不唯清热解毒、尚可疗虚，人中白可祛顽固之结毒。

先生尝慨然曰："诊务忙，任事多，日不暇给，身不由己；待谢却杂务，一意诊疗，必将散在经验，梳理成集，以便尔等参用。"奈何天不假年，癌竖夺其寿，春秋六十有六而终。惜其宏志未得尽展，术业难以俱传，而我等痛失业师，无从问难解惑，良可悲也。虽然，人生意义，或如泰山，或若鸿毛，因贡献社会而衡之；人生声誉，或恒以永，或忽而暂，由服务人民而揆之：岂在寿数之修短哉？先生享年实非长也，而其历任新疆中医医院院长、首届新疆中医学院院长，并兼执新疆中医药学会会长，以及国内诸多学术团体之职，积极主导拓展新疆中医教育，多方培植各级中医人才，奔走呼吁各界重视中医，乃有今日新疆中医药之伟业。故先生贡献社会之功，宏而著矣。先生以医惠民，虽公务繁忙，而临证不辍，日诊百人，几废食寝。患者遍布全疆全国，诣诊者应接不暇，而国外慕名求治者，亦复不少。因疗效卓著，凡经治者，无论民众，抑或政要，无不称其术而敬其人，数十年后，依然口碑传颂。故先生服务人民之情，精且诚矣。然则先生之一世，巍然山岳，芳泽后世，堪称大医耶。

晓天师弟是编《张绚邦诊效百方》，乃先生 1978 年所订，原系课徒手稿，为辅助实习进修中医师试诊拟方而设，今经重订，附以验案，尤便仿效参用。先生学富而怀虚，技精而志谦，自谓其方“仓促必失”，而实则经验之升华。当年受教徒生有珍藏者，出以示人，医者争相传抄，迄今未绝。何者？盖以卓有实效也。先生虽云“一病一方”，固难“以一概全”，然恰此一方，正合此一病之根本病机者，执定此方，稍事加减，便可应对临证之多端变化。先生治病，尤重主证。无论中西之病，必探得病本，认定主证，以立主方，而后因兼证以增损化裁，故其疗效稳妥可靠。清代张景焘（字鲁峰）《馤塘医话》曰：“古昔圣贤，治一病必有一主方，千变万化，不脱根本。”盖先生以简驭繁之功，深得古人三昧者也！较之时下一病多方而漫无主次者，其高下云泥，岂不立判焉！晓天师弟深谙先生临证方略，谨辑是编，俾先生夙志有慰，精湛医技得以弘扬，实我等众徒生之所盼也。略陈感悟，权以为序。

时 2024 年 3 月岁次甲辰仲春
新疆中医药学会会长　新疆医科大学教授
周铭心　敬题于乌鲁木齐

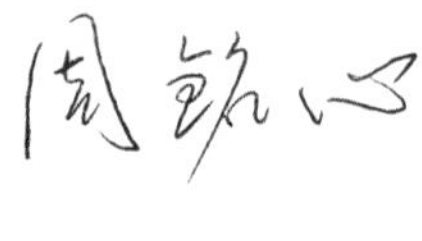

目录

一、上呼吸道感染一（风寒感冒）

【方药组成】

光杏仁 9g	带叶苏梗 6g	嫩前胡 9g
苦桔梗 4.5g	炒枳壳 6g	云茯苓 9g
薄橘红 4.5g	荆防风[各] 4.5g	建神曲 9g

【临证加减】

1. 恶寒汗出，脉缓，营卫不和，去荆、防，加桂枝、白芍各 4.5g。

2. 身热脉数，舌边尖红，偏湿热者，去荆、防，加连翘 9g、薄荷叶 3g；不尔，加黑山栀 9g、淡豆豉 12g。

3. 肢节酸楚者，加丝瓜络 6g。

【功效】疏表祛风，止咳化痰。

【主治】外感风寒咳嗽，无汗不渴，咳嗽声重，口唾痰涎，痰多稀白，鼻流清涕，头胀头痛，或喉痒气喘，久咳不止。舌淡，苔薄白，脉浮数或濡滑。

【方解】本方化裁于《摄生众妙方》中的荆防败毒散。方中荆芥、防风疏风解表，共为君药。苏叶散邪而解表，苏梗顺气而宽中，带叶苏梗既能解表又能理气；苦桔梗、嫩前胡宣肺疏表，一升一降，俾气得通畅，则咳嗽可止；光杏仁宣肺降气止咳；四药共为臣药。云茯苓、薄橘红、建神曲可健脾和中、行气化痰，炒枳壳理气宽中，以达佐药之功。全方配合，既疏表祛风、宣肺散寒，复有健脾化痰、降气止咳之功。

【病案】吕某，女，汉族，42岁，工人。1994年10月9日初诊。患者3天前突感恶寒发热，无汗头痛，咳嗽咽痒，咳痰色白，口干不欲饮，骨节酸痛。张师[1]见其舌苔白，脉浮紧而数，认为此乃风寒夹湿，肺气失宣。遂予：光杏仁9g，带叶苏梗6g，嫩前胡9g，苦桔梗4.5g，炒枳壳6g，云茯苓9g，薄橘红4.5g，荆防风各4.5g，建神曲9g，丝瓜络6g。药后得汗，寒热得解，骨节酸痛好转，仍有咳嗽。予上方去荆芥、防风，加川贝粉3g、蜜炙甘草3g，服用2天后咳嗽等症状几无。4天后复查，感冒痊愈。

【按语】患者感受风寒，卫阳被郁而见恶寒发热；肺气不宣，则见咳嗽；水气不通，则见咳嗽有痰；风寒束表，可见骨节酸痛。荆芥、防风疏风解表，带叶苏梗既能解表又能理气，光杏仁、苦桔梗、嫩前胡宣肺疏表、降气止咳，加化痰祛湿的云茯苓、薄橘红、建神曲以止咳化痰，炒枳壳理气宽中，丝瓜络通利关节、缓解关节酸痛。诸药配合，共奏祛风解表、止咳化痰之功。

二、上呼吸道感染二（风热感冒）

【方药组成】

冬桑叶 9g	光杏仁 9g	嫩前胡 9g
炒牛蒡 9g	苦桔梗 4.5g	黑山栀 9g

[1] 张师：指张绚邦。下同。

薄荷叶后下 4.5g　净蝉衣 2.5g　生甘草 3g
杭菊花 4.5g　枇杷叶 9g

【临证加减】

1. 脉数，身有热者，去生甘草，加银花、连翘各 9g。

2. 咽部红肿者，加大贝母[1] 9g、射干 4.5g。

3. 呛咳痰黏不出者，去薄荷，加天花粉 12g、瓜蒌皮 12g。

【功效】疏风清热，宣肺止咳。

【主治】风温初起，咳嗽或咳痰，或见恶风、身热不甚，舌红苔薄白或黄，脉浮数。

【方解】本方化裁于《温病条辨》中的桑菊饮。方中冬桑叶清透肺络之热，杭菊花清散上焦风热，共作君药。薄荷叶辛凉透表，助桑叶、菊花散上焦风热；苦桔梗开肺，光杏仁、嫩前胡降肺，三药宣降相伍，配合枇杷叶清肺止咳，以奏理气止咳之功；五药共为臣药。黑山栀、炒牛蒡清热，净蝉衣宣散风热、透疹利咽，共为佐药。生甘草润肺止咳，调和诸药，兼具佐使之用。诸药合用，共奏疏风清热、宣肺止咳之功。

【病案】张某，男，汉族，35 岁，经商。1996 年 9 月 5 日初诊。患者 1 天前咳嗽频发，咳声嘶哑，咽喉疼痛红肿，咳嗽咳痰，恶风身热。张师查其舌苔薄黄，脉浮数，认为此乃风热犯肺之象。予：冬桑叶 9g，杭菊花 4.5g，金银花、连翘各 9g，光杏仁 9g，嫩前胡 9g，枇

[1] 大贝母：即浙贝母。下同。

杷叶9g，苦桔梗4.5g，黑山栀9g，炒牛蒡9g，薄荷叶4.5g（后下），净蝉衣2.5g，射干4.5g。服药2剂后，身热已退，咳嗽有减，故去金银花、连翘，再服3剂则咳少气平、咽痛已愈，1周后症状已无，继予沙参麦冬百合汤调护肺阴。

【按语】患者外感风热之邪，外邪袭肺，肺气失宣。使用金银花、连翘解表清热，冬桑叶、杭菊花清宣肺热，净蝉衣宣散风热、利咽，黑山栀、炒牛蒡有清热解毒之功，配合辛凉的薄荷叶以助透表；苦桔梗、光杏仁、嫩前胡、枇杷叶相互配伍以止咳。诸药合用，可使热邪宣散，肺清咳止。患者咽喉疼痛红肿，故加用射干清热利咽。症状痊愈后，以沙参麦冬百合汤修复肺阴，防止疾病复发。

三、急性扁桃体炎（乳蛾）

【方药组成】

金银花9g	大连翘9g	大力子[1]9g
嫩射干4.5g	轻马勃3g	板蓝根9g
玉桔梗4.5g	京元参9g	生甘草3g
木蝴蝶2.4g		

【临证加减】

1. 高热者，加子芩9g；便秘者，加生军4.5g；外

[1] 大力子：即牛蒡子。下同。

吹冰硼散。

2. 满布脓栓时，加甘中黄 4.5g、天花粉 12g；外吹珠黄散。

3. 畏寒无汗而热者，加淡豆豉 12g、山栀 9g。

4. 咽赤焮红者，加灯笼草 9g、炙僵蚕 9g、人中白 4.5g；已溃者，外吹锡类散。

【功效】辛凉透表，清热利咽。

【主治】湿温喉阻咽痛，发热，无汗，微恶风，口渴欲饮，大便干，咽喉及扁桃体红肿，舌红苔黄，脉浮数。

【方解】本方化裁于《温病条辨·上焦篇》中的银翘马勃散。方中金银花、大连翘为君，芳香清解，既可透邪清热，又可辟秽解毒；大力子疏散风热、宣肺透疹、利咽散结，嫩射干、轻马勃、板蓝根可解毒消肿、利咽止痛，共为臣药；木蝴蝶利咽润肺，玉桔梗宣肺止咳利咽，京元参养阴清热，共为佐药；生甘草可清热解毒，作为佐使药。诸药配合，共奏清热利咽、消肿止痛之功。

【病案】张某，男，汉族，35 岁，经商。1997 年 9 月 25 日初诊。患者就诊时咽喉干燥灼热、疼痛逐渐加剧、吞咽时更甚，头痛，发热，微恶风，咳嗽。张师查体见其喉核红肿，咽部干红，舌红，苔薄黄，脉浮数。予：金银花 9g，大连翘 9g，大力子 9g，嫩射干 4.5g，轻马勃 3g，板蓝根 9g，玉桔梗 4.5g，京元参 9g，生甘草 3g，木蝴蝶 2.5g，僵蚕 9g。以疏风清热，利咽消肿。

服药 5 剂后，咽喉疼痛感减轻，身热已退，大便稍有不畅，故加枳实 9g；便畅后去枳实，再连服 1 周后，症状消失。嘱患者平日增强体质，抵御外邪，未病先防。

【按语】患者素体较虚，又外感风热之邪，以致咽喉肿痛。银翘马勃散为治疗急性扁桃体炎（乳蛾）的经典方，张师配合利咽和清热解毒的药物以清热消肿，在清热解毒基础上加入僵蚕以化痰散结利咽，京元参以固护津液、防止热后津伤。加入有通便功效的枳实，可使热从下出。诸药配合，以达到解毒消肿利咽的功效。

四、鼻炎（鼻渊、鼻鼽）

【方药组成】

广藿香 6g	陈辛夷 3g	苍耳子 9g
香白芷 9g	北细辛 2.5g	淡子芩 4.5g
炒川芎 4.5g	川藁本 9g	生甘草 3g
薄荷叶 4.5g		

【临证加减】

1. 鼻流清涕者，加防风 4.5g。
2. 鼻流黄涕者，淡子芩改黄芩 9g。
3. 涕流腥浊者，加鱼腥草 9～30g、蒲公英 12～30g。

【功效】祛风化湿，通利鼻窍。

【主治】肺虚，风寒湿热之气加之，鼻内壅塞，涕出不已，或气息不通，或不闻香臭。伴头痛，舌淡或红，苔薄白或黄，脉浮。

【方解】本方化裁于宋代《济生方》中的辛夷散。方中陈辛夷辛散温通，善通鼻窍，为君药；苍耳子散风除湿通窍，北细辛、香白芷可疏风通窍并治疗少阴、阳明经头痛，川藁本止痛（以太阳经为主），炒川芎活血行气止痛，诸药配合共为臣药；广藿香芳香化浊，淡子芩清热燥湿、泻火解毒，薄荷叶疏散风热，共为佐药；生甘草具有解毒功效，为佐使药。诸药合用，共奏祛风化湿、通利鼻窍之功。

【病案】李某，女，汉族，28岁，公司职员。1998年6月3日初诊。患者间断性鼻塞、打喷嚏2年余，每于秋季加重，近日加重，晨起打喷嚏，流清水样鼻涕、鼻塞，伴鼻痒、咽痒，头痛，口服抗感冒药治疗无效。张师查其舌淡，苔薄白，脉浮，认为此乃外感风邪所致。予：防风4.5g，陈辛夷3g，苍耳子9g，香白芷9g，北细辛2.5g，淡子芩4.5g，炒川芎4.5g，川藁本9g，生甘草3g，薄荷叶4.5g。服药1周后，鼻塞、鼻痒症状好转，头痛、流清涕症状几无。前方去川藁本、香白芷、薄荷叶，再服3剂后痊愈。

【按语】患者素有顽疾，外感风邪以致鼻塞、喷嚏。治疗以祛风为主。防风可祛风解表，为治疗表证、提高机体抗邪能力的要药；陈辛夷善通鼻窍；北细辛、香白芷配合陈辛夷疏风通窍；苍耳子散风除湿通窍；川藁本止痛；炒川芎活血行气止痛；淡子芩清热燥湿，泻火解毒；薄荷叶疏散风热；生甘草有抗过敏功效。诸药配合，疏散风邪，通利鼻窍，使鼻窍的各种症状得到缓解。

五、慢性咽炎（喉痹）

【方药组成】

北沙参 9g	大麦冬 9g	天花粉 12g
知贝母各 9g	嫩射干 4.5g	玉桔梗 4.5g
生甘草 4.5g	西青果 9g	瓜蒌皮 9g
枇杷叶 9g		

【临证加减】

1. 无嫩射干可改大力子 9g，无西青果可改金果榄 9g；舌红无苔，伤阴者，加柿霜 2.5～3g。

2. 失音者，加木蝴蝶 3g、蝉衣 2.4g、胖大海 9g。

3. 久病肾阴不足者，去天花粉、瓜蒌皮、枇杷叶，加生地、元参；重者可加炙龟甲、熟地。

【功效】滋阴降火，润燥利咽。

【主治】咽部干痛不适、灼热感、异物感，或咽痒干咳、痰少而黏，大便干燥，咽部黏膜暗红、干燥，舌质红少津，苔少或花剥，脉细数。

【方解】本方化裁于《温病条辨》中的沙参麦冬汤。方中北沙参、大麦冬滋养肺胃，生津润燥，吴瑭称之为“甘寒救其津液”，为君药；枇杷叶清肺，配合贝母、知母清热润燥，嫩射干清热解毒，共为臣药；玉桔梗利咽，瓜蒌皮宽胸理气，天花粉滋阴，西青果清热生津解毒，共奏清热滋阴以利咽的功效，为佐助药；生甘草解毒、调和诸药，为佐使药。诸药配伍，共奏滋阴降火、润燥利咽之功。

【病案】陈某，女，汉族，36岁，职员。1999年11月2日初诊。患者自诉2年来时感咽部不适，口干，咽部有异物感，偶有干咳，大便干，症状时轻时重，近日感觉加重。张师查其咽部色红，舌质红，苔薄黄，脉细。予：生地黄10g，京元参9g，北沙参9g，大麦冬9g，知母、贝母各9g，嫩射干4.5g，玉桔梗4.5g，生甘草4.5g，西青果9g。3剂后复诊，患者诉咽部疼痛和异物感减轻，予上方继续服用，5剂后症状好转。

【按语】患者素体肺肾阴虚，或风热喉痹反复发作，余邪留滞不清，伤津耗液，使阴液亏损，咽喉失于濡养，虚火上炎，从而导致本病的发生。方中生地黄、京元参滋肾水以养肺金（寓“母病及子”之义），北沙参、大麦冬滋养肺阴，配合嫩射干清热解毒，贝母、知母清热润燥，玉桔梗利咽，西青果清热生津解毒，生甘草解毒、调和诸药，共奏滋阴清热、润燥利咽的功效。

六、腮腺炎（痄腮）

【方药组成】

金银花12g	大连翘12g	淡子芩4.5g
板蓝根9g	轻马勃3g	京元参9g
炙僵蚕9g	炙升麻4.5g	净蝉衣3g
浙贝母9g	生甘草4.5g	

【临证加减】

1. 尽量避免使用导疝药，如川楝子、乌药、橘荔核、小茴香等入厥阴经的药，以免引邪入室。

2. 成方普济消毒饮可以用；单方蛇皮炒鸡蛋（蛇皮3g，鸡蛋1枚）。

【功效】疏风清热，散结消肿。

【主治】发热轻，一侧或两侧耳下腮部肿大，压之疼痛，有弹性感。舌尖红，苔薄白，脉浮数。

【方解】本方化裁于《东垣试效方》中的普济消毒饮。方中以金银花、大连翘为君，辛凉透邪，清热解毒；淡子芩、板蓝根、轻马勃清热解毒，炙僵蚕散风降火、化痰软坚、解毒疗疮，净蝉衣疏风散热（炙僵蚕、净蝉衣相伍，可治疗风热痰火为患之喉痹喉肿），共为臣药；京元参滋阴清热，浙贝母清热散结，共为佐药；炙升麻引诸药上达头面，使风热疫毒之邪宣散透发，寓有“火郁发之”之意，加之生甘草解毒、调和诸药，共为佐使药。诸药相伍，清散并用，共收疏风清热、散结消肿之功。

【病案】陆某，女，汉族，9岁，学生。1996年4月21日初诊。患者1天前出现发热，腮部肿胀疼痛拒按，情绪烦躁，口渴，便干，尿黄。张师查其咽红，颌下肿胀，舌红苔黄，脉滑数。予：金银花12g，大连翘12g，淡子芩4.5g，板蓝根9g，轻马勃3g，京元参9g，炙僵蚕9g，炙升麻4.5g，净蝉衣3g，浙贝母9g，生甘草4.5g。3剂后，发热及腮部肿胀均有减轻；7剂后痊愈。

【按语】患者外感邪热之毒，邪毒壅阻于足少阳经脉，与气血相搏，凝滞于耳下腮部，引起腮部肿胀。方中金银花、大连翘透表，清热解毒；淡子芩、板蓝根、轻马勃清热解毒消肿；净蝉衣疏风散热，炙僵蚕散风降火；浙贝母、京元参滋阴清热；炙升麻透邪散热。诸药合用，以清热解毒消肿。

七、慢性支气管炎（咳嗽）

【方药组成】

炙麻黄 3g	光杏仁 9g	生甘草 3g
炙苏子 9g	冬瓜子 12g	大力子 9g
法半夏 9g	云茯苓 12g	化橘红 4.5g
炙紫菀 9g	炙款冬 9g	

【临证加减】

1. 痰多清稀者，去大力子或冬瓜子，加白芥子 9g。

2. 痰多清稀而喘者，加桂枝、白芍各 4.5g，干姜 3g，五味子 3g。

3. 寒盛者，去冬瓜子、大力子，加细辛 2.5g。

4. 壮热，舌红，脉数大者，加生石膏 18 ~ 30g。

5. 痰白而黏稠，不易咳出者，加清化痰热药，如海浮石、瓜蒌霜等，更甚者加子芩。

6. 喘甚者，加桑白皮 9g、生白果 5 枚（打）。

【功效】疏风散寒，化痰止咳。

【主治】咳嗽甚则气喘，咳痰稀薄色白，常伴鼻塞，流清涕，或见恶寒、发热、无汗等表证，舌苔薄白，脉浮或浮紧。

【方解】本方化裁于《太平惠民和剂局方》中的三拗汤。方中炙麻黄发表宣肺，光杏仁止咳平喘，合用可宣肺降气、止咳平喘，共为君药；炙紫菀、炙款冬止咳化痰，合为臣药；炙苏子除痰降气，冬瓜子清肺化痰，法半夏、云茯苓、化橘红利水化痰，大力子宣肺解毒消肿，诸药配合以助化痰止咳之功，共为佐药；生甘草调和诸药，为使药。诸药合用，共奏疏风散寒、化痰止咳之功。

【病案】赵某，男，汉族，56岁，工人。1994年3月13日初诊。患者咳嗽1周，咳剧胸痛如喘样，咳痰泡沫样，咽痒，口干不欲饮水，时有身痛。张师查其舌质淡，苔白腻，脉细。予：炙麻黄3g，光杏仁9g，生甘草3g，炙苏子9g，白芥子9g，大力子9g，法半夏9g，云茯苓12g，化橘红4.5g，炙紫菀9g，炙款冬9g，丝瓜络9g。服药7剂。1周后复诊，患者咳嗽、咳痰症状明显好转。

【按语】风寒客于卫表，痰浊郁闭于肺，致肺气失于宣畅，故张师治予三拗汤加减。炙麻黄、光杏仁发表宣肺平喘；炙苏子降气，与炙麻黄一升一降相配合；炙紫菀、炙款冬为止咳常用药；白芥子温中散寒、利气豁痰，配合法半夏、云茯苓、化橘红利水化痰；大力子宣肺解毒；丝瓜络可通络利水，缓解肢体酸痛；生甘草调和诸药。诸药配伍，以达到止咳化痰、疏风散寒的目的。

八、支气管哮喘伴感染（喘证）

【方药组成】

炙麻黄 3g　光杏仁 9g　生甘草 3g

桑白皮 12g　法半夏 9g　炒黄芩 9g

海蛤壳[打] 12g　鱼腥草 9 ~ 30g　款冬花 9g

生白果[打] 5 ~ 7 枚

【临证加减】

1. 喘而舌胖嫩属虚者，去桑白皮、炒黄芩，加党参、苏子各 9g，补骨脂 9g，核桃肉 2 ~ 3 枚（连中隔、内衣）。

2. 喘而恶寒，痰多清稀，热象不明显，属寒者，用小青龙汤。

【功效】解表清里，化痰平喘。

【主治】喘逆上气，胸胀或痛，咳而不爽，吐痰黏稠，伴形寒，身热，烦闷，身痛，口渴，苔薄白或黄，舌边红，脉浮数或滑。

【方解】本方化裁于《伤寒论》中的麻黄杏仁甘草石膏汤。方中麻黄为君，因表证不明显，故使用炙麻黄宣肺开表以使里热外达，是“火郁发之”之义，又因没有石膏相制，故麻黄用量较原方轻；光杏仁降气止咳平喘，生白果祛痰定喘，桑白皮泻肺平喘，共为臣药；炒黄芩清上焦热，鱼腥草、法半夏、海蛤壳清热化痰、软坚，款冬花宣降肺气，共为佐药；生甘草调和诸药，为使药。诸药合用，共奏解表清里、化痰平喘之功。

【病案】夏某，女，汉族，59岁，会计。1994年5月20日初诊。患者3天前外感风寒后喘逆而胸胀，吐痰黏稠，恶寒，自感身热，无汗，口渴，口服感冒药后未见好转，遂来就诊。张师查其形寒，舌边红，苔薄白，脉浮数。予：炙麻黄3g，光杏仁9g，生甘草3g，桑白皮12g，法半夏9g，炒黄芩9g，海蛤壳12g，鱼腥草9g，生白果5枚。服药4剂，喘逆症状即减轻。后连服1周，痊愈。

【按语】患者外感寒邪，风寒束表，热郁于肺，肺气上逆则见喘逆胸胀，热灼则痰黏，热郁于内则感身热。张师以炙麻黄为君药，宣肺解表，使热从表出；光杏仁、生白果、桑白皮止咳平喘；炒黄芩、鱼腥草、法半夏、海蛤壳清热化痰；生甘草调和诸药。诸药配合，以解表邪，清内热，使肺气宣畅。

九、肺炎（咳嗽）

【方药组成】

水炙麻黄3g　　光杏仁9g　　生甘草3g

生石膏30g　　大力子9g　　连翘壳9g

生苡仁12g　　冬瓜子12g　　炒黄芩9g

干芦根21g

【临证加减】

1. 苔白腻者，去生苡仁、冬瓜子，加半夏9g、川贝母9g。

2. 舌红苔少者，加天花粉 12g、南沙参 12g。

3. 肺炎久不愈，势成迁延，舌上苔净者，气阴已伤，去麻黄、黄芩，加桑叶皮各 9g、北沙参 12g、大麦冬 9g。

4. 身热咳嗽，喘憋痰曳者，加海蛤壳 12g、葶苈子 9g；外束风寒之表，内有蕴热在肺，可以用麻桂加石膏、黄芩。

【功效】清宣肺热，化痰降逆。

【主治】身热，汗出而不解，咳嗽气急，鼻扇气粗，咳痰黏稠或黄，胸痛，口渴烦躁，小便黄赤，大便干燥。舌苔薄白或黄，脉滑数或洪数。

【方解】本方化裁于《伤寒论》中的麻黄杏仁甘草石膏汤和《备急千金要方》中的苇茎汤。方中以麻黄为君，因表虚有汗，故使用水炙麻黄宣肺开表以使里热外达；麻黄性温，故配伍大寒的生石膏为臣，以清泄肺胃，兼透热生津；光杏仁降气并佐助麻黄宣降肺气以平喘，大力子、连翘壳、炒黄芩清热解毒，生苡仁、冬瓜子利水化痰，干芦根清肺生津以止渴，共为佐药；生甘草调和诸药，为使药。诸药配合，共奏清宣肺热、化痰降逆之功。

【病案】李某，男，汉族，50 岁，工人。1998 年 4 月 18 日初诊。患者 1 周前感受风寒，出现咳嗽，咳痰黏稠稍黄，恶寒，经西药治疗后咳嗽未见明显好转；目前身热，汗出不解，大便干，小便黄。张师查其舌红苔少，脉细数。予：水炙麻黄 3g，光杏仁 9g，生甘草

3g，生石膏 30g，大力子 9g，连翘壳 9g，生苡仁 12g，冬瓜子 12g，炒黄芩 9g，干芦根 15g，南沙参 12g。服药 1 周后，症状明显减轻，身热已退，咳嗽较轻，舌淡红。考虑病情较长，肺阴损伤，张师予以沙参清肺汤，清养补肺。

【按语】患者表邪不解而入里，邪热郁肺，肺卫郁闭，而见身热不退、汗出不解；邪热壅阻肺气，肺失清肃，故咳嗽、痰液黏稠发黄；热伤津液而见小便黄、大便干。水炙麻黄、生石膏发表清热；干芦根清肺生津；光杏仁止咳平喘；大力子、连翘壳、炒黄芩清热解毒；生苡仁、冬瓜子利水化痰；南沙参养阴清肺化痰；生甘草调和诸药。诸药合用，以清肺热、止咳化痰。症状缓解后，顾其热伤肺阴，以沙参清肺汤清养补肺。

十、支气管扩张（咳嗽）

【方药组成】

干苇茎 30g	生苡仁 21g	败酱草 21g
苦杏仁 9g	桃仁泥 9g	冬瓜仁 12g
川贝母 9g	鱼腥草 9～30g	海蛤壳 12g

【临证加减】

1. 无痰咳而咯血者，可去桃仁泥、川贝母、鱼腥草，加桑叶 9g、石膏 12g、阿胶珠 9g、肥白及 9g、黄芩炭 9g。（阿胶珠用蛤粉炒或蒲黄炒，石膏用量宜轻。因是久病，不是新感之邪，即使风寒引起的，也只能用

苏梗 6g，发散药如荆芥、防风、苏叶等都不能用。可以用桑叶皮，但过用辛凉可引起血瘀）

2. 咯血多者，加茜草炭 9g、生三七粉 3g。云南白药有乌头，此时不如用三七稳妥。

3. 吐脓痰多者，取野荞麦根 60g，煎汤代茶。

【功效】清肺化痰，逐瘀排脓。

【主治】咳嗽，咳痰，或痰中带血，口苦口干，胸胁隐痛。舌红，苔黄腻，脉滑数。

【方解】本方化裁于《备急千金要方》中的苇茎汤。方中干苇茎甘寒轻浮，善清肺热，故为君药；冬瓜仁清热利湿，涤痰排脓，脓未成可化痰，脓已成可排脓，为臣药；桃仁泥活血行滞、散瘀消痈，生苡仁（甘淡凉）上清肺热而排脓、下利肠胃而渗湿，败酱草、鱼腥草清热解毒，苦杏仁、川贝母、海蛤壳化痰止咳，共为佐药。诸药配伍，共奏清热化痰、逐瘀排脓之效。

【病案】李某，女，汉族，42 岁，工人。1995 年 3 月 1 日初诊。患者 1 个月前感冒，伴有恶寒发热、咳嗽咳痰，在外院治疗后咳嗽略减，其间间歇性复发，近日复感风寒之邪，咳嗽剧烈，胸部疼痛，咳脓痰，大便干。张师见其咳嗽气逆，面色较红，舌红，苔薄黄腻，脉滑数有力。予：苏梗 6g，干苇茎 30g，生苡仁 15g，败酱草 15g，苦杏仁 9g，桃仁泥 9g，冬瓜仁 12g，川贝母 9g，鱼腥草 30g，海蛤壳 12g。服药 1 周后，咳嗽咳痰即止，未再复发。

【按语】既往外邪袭表，肺失清肃，病邪迁延，寒邪入里化热，则见咳嗽痰多、舌红、苔黄。近日又复感伤寒，内热不得解，故予苏梗发散风寒、理气宽胸、宣肺止咳；干苇茎、冬瓜仁、桃仁泥、生苡仁清肺热、化湿除痰；苦杏仁、川贝母、海蛤壳化痰止咳；败酱草、鱼腥草清热解毒以消内热。诸药配合，使热清痰消，以理气止咳。

十一、肺结核（肺痨）

【方药组成】

银柴胡 9g　西青蒿 9g　桑白皮 9g

北沙参 9g　甜杏仁 9g　蒸百部 9g

炙远志 9g　野百合 12g　薄橘红 4.5g

十大功劳叶 9g

【临证加减】

1. 身无潮热，面皖，舌质嫩红者，是脾肺气阴两伤，当理血而培脾土，以生肺金。

2. 痰血者，用黛蛤散 12g（包煎），或者白及、茜草各 9g，或生地榆 9 ~ 21g。

3. 久病肺肾两虚者，加冬虫夏草 9g。

4. 桂枝、干姜之类，用于肺中冷、阳气不运者尚可，一般肺结核使用要审慎。

【功效】滋阴降火，止咳抗痨。

【主治】咳嗽，气急，痰黏而少，颧红，潮热，盗汗少寐，胸痛，咯血，舌绛苔剥，脉沉细数。

【方解】本方化裁于《证治准绳》中的清骨散。方中银柴胡善退虚热而无苦泄之弊，西青蒿善透伏热而退骨蒸，共为君药；蒸百部止咳、抗痨杀虫，为臣药；桑白皮泻肺热而平咳喘，北沙参、野百合养阴清肺，甜杏仁止咳平喘，炙远志、薄橘红祛痰、解郁，十大功劳叶清虚热，合用以养阴清肺、止咳化痰，共为佐药。全方配伍，共奏滋阴降火、止咳抗痨之功。

【病案】赵某，男，汉族，34 岁，职员。1995 年 10 月 8 日初诊。患者 2 周前无明显诱因出现气促伴咳嗽，咳痰，痰黏色白，痰中带血，午后潮热，盗汗，神疲乏力，同时伴有恶冷怕风。张师见其面色潮红，形体消瘦，舌红而干，苔薄黄，脉细数，询问而知其自感身热已久。予：银柴胡 9g，西青蒿 9g，桑白皮 9g，北沙参 9g，茜草 9g，甜杏仁 9g，蒸百部 9g，炙远志 9g，野百合 12g，薄橘红 4.5g，十大功劳叶 9g。服药 1 周后，咳嗽减轻，咯血未见，故去茜草、甜杏仁，再服 5 剂后患者症状明显改善，用养血膏续服。2 个月后复查，症状已愈。

【按语】痨虫犯肺，侵蚀肺叶，肺阴先伤，故见阴虚肺燥之候，燥热内灼则络损血溢。银柴胡、西青蒿可退虚热；蒸百部止咳杀虫；桑白皮、甜杏仁、薄橘红、炙远志解郁而化痰止咳；北沙参、野百合养阴；十大功劳叶、茜草清虚热止血。诸药配合，以达滋阴降火、止血止咳的功效。

十二、渗出性胸膜炎（肺胀）

【方药组成】

银醋柴胡[各] 9g　生龙骨 12g　生牡蛎 12g
法半夏 9g　炒黄芩 9g　广郁金 9g
甜葶苈 9g　冬瓜仁 12g　桑叶皮[各] 9g
福泽泻 12g

【临证加减】

1. 发热，汗出少，胸水甚多时，去生龙骨，加茯苓 12g、生苡仁 12g。

2. 如苔白，脉濡，恶寒重，自觉发热轻者，加入桂枝 4.5g、川椒 4.5g，通阳利水。

3. 形体壮实而胸水多时，可考虑加入《三因方》中的控涎丹或十枣汤，一般不宜用，因攻利太过反伤正气。

【功效】和解清热，利水渗湿。

【主治】往来寒热或骨蒸潮热，胸胁苦满疼痛，辗转反侧不得眠，咳嗽，痰少，气急，口苦，咽干，舌淡红，苔白或腻，脉滑数或弦数。

【方解】本方化裁于《伤寒论》中的柴胡龙骨牡蛎汤。方中银柴胡、醋柴胡、炒黄芩和里解外，以治寒热往来、骨蒸潮热，为君药；法半夏化痰消饮，广郁金宽胸行气，桑叶皮、甜葶苈、冬瓜仁利水渗湿，为臣药；生龙骨、生牡蛎安神除烦定志而止胸腹动悸，同时生牡蛎可软坚，配合福泽泻利水，为佐药。诸药合用，既可清热安神，缓解胸中苦闷情绪，又可渗湿利水，治疗胸部胀满疼痛。

【病案】叶某，女，汉族，48岁，工人。1999年4月10日初诊。患者2周前外感风寒后咳嗽咳痰，未做有效治疗，后出现咳嗽胸痛，恶寒发热，口苦咽干，夜寐不安。张师叩诊其肺下部实音，听诊呼吸音减弱，查其咳逆气急，苔腻，脉弦数。予：银柴胡、醋柴胡各9g，淡茯苓12g，生苡仁12g，生牡蛎12g，法半夏9g，炒黄芩9g，广郁金9g，甜葶苈9g，冬瓜仁12g，桑叶皮各9g，福泽泻12g。用药1周后，咳嗽咳痰、恶寒发热均明显减轻，故去炒黄芩，继续治疗2周后叩诊实音界减少。1个月后复诊，胸痛、咳嗽等症状消失。

【按语】外邪入肺，肺失宣通，行水功能受损，以致饮停胸胁，胸胁胀满则见辗转反侧，邪入少阳则见口苦咽干。银醋柴胡、炒黄芩可和解表里；法半夏、广郁金化痰行气；桑叶皮、甜葶苈、冬瓜仁利水渗湿以消胸胁水饮；生牡蛎安神除烦止悸，同时牡蛎、泽泻配伍又称“牡蛎泽泻散”，可兼治腰以下水肿，对肺失宣泄导致的腰以下水肿有一定缓解作用；生苡仁、淡茯苓利水渗湿。诸药配伍，有利水，有行气，有清热，有和解，共奏和解清热、利水渗湿功效，以达止咳消痛的目的。

十三、急性胃肠炎（腹痛）

【方药组成】

藿苏梗[各] 6g　　川厚朴 6g　　青陈皮[各] 4.5g

姜半夏 9g　　炒枳壳 9g　　赤茯苓 9g

大腹皮 12g　　炒六曲 12g　　煨　姜 2 片

红茶一撮

【临证加减】

1. 苔白腻，寒湿重者，加苍术 9g。

2. 腹胀者，以枳实易枳壳，并加木香（泄泻者不用枳壳）。

3. 呕吐甚者，加黄芩 2.5 ~ 4.5g，或姜川连 1.5 ~ 3g。

4. 嗳噫食臭者，必有食积，加莱菔子 9g、山楂 9g。

【功效】化湿解表，温中止痛。

【主治】腹痛，肠鸣腹泻，甚则如水样，脘闷食少，或兼恶寒，发热，头痛，面色淡黄，苔白或白腻，脉濡缓。

【方解】本方化裁于《感证辑要》引《医原》中的藿朴夏苓汤。方中藿香芳香化浊，解表和中止呕，为君药；川厚朴、姜半夏燥湿祛痰，与藿香配伍可增强化浊功效，为臣药；炒枳壳、青皮、陈皮、苏梗可理气宽中止痛，大腹皮行气宽中，赤茯苓利湿以助祛痰，炒六曲健脾和胃止泻，共为佐药；红茶温中祛寒，与煨姜配伍，为使药。诸药配合，共奏化湿解表、温中止痛之功。

【病案】李某，男，汉族，40 岁，工人。2000 年 8 月 5 日初诊。患者前晚进食海鲜后出现腹痛腹泻，清稀如水样，完谷不化，恶寒，肢体酸痛。张师查其胃脘部较冷，苔白腻，脉缓。予：藿香、苏梗各 6g，川厚朴 6g，青陈皮各 4.5g，姜半夏 9g，炒苍术 9g，炒枳壳

9g，赤茯苓 9g，大腹皮 12g，炒六曲 12g，莱菔子 9g，山楂 9g，煨姜 2 片，红茶一撮。2 剂之后，腹痛腹泻减轻，查其苔腻渐化，去炒苍术后续服3剂则腹泻腹痛止。

【按语】患者夜间进食生冷，加之脾胃素虚，则寒湿内盛，脾失健运，清浊不分，完谷不化而有食积。藿香辛温散寒，芳香化浊；川厚朴、炒苍术、姜半夏燥湿祛痰；炒枳壳、青皮、陈皮、苏梗理气宽胸以止痛；赤茯苓利湿以助祛痰；大腹皮行气宽中；炒六曲、莱菔子、山楂健脾消食止泻，有“通因通用”之意；红茶、煨姜温中以祛寒。诸药合用，共奏化湿止泻、温中止痛之效。

十四、慢性肠炎（泄泻）

【方药组成】

潞党参 9g	焦白术 9g	怀山药 9g
云茯苓 9g	炒苡仁 12g	白扁豆 9g
春砂仁 2.5g	煨益智 9g	炒六曲 12g

【临证加减】

1. 腹痛，加白芍 9g；腹胀，加枳壳 9g。

2. 鸡鸣泄利稀薄者，加五味子 3g、吴萸 3g、肉豆蔻 9g。

3. 肢凉，苔白润，脉缓者，去炒苡仁、白扁豆，加干姜 12g、炙甘草 3g；甚者，加熟附片 4.5g。

4. 倘若余证俱而舌边尖红，或者舌质淡，脉反数者，是脾虚肠热未清。上方再加川连 3g；腹痛胀者，加青陈皮各 4.5g。

5. 伤脾阳者，用理中汤；若不效，脾肾阳虚者，可用附子理中汤。

6. 腹痛者，有些也可以加防风。痛泻要方之意。

【功效】益气健脾，渗湿止泻。

【主治】饮食不化，胸脘痞闷，或吐或泻，四肢乏力，形体消瘦，面色萎黄，舌淡苔白腻，脉虚缓或细。

【方解】本方化裁于《太平惠民和剂局方》中的参苓白术散。方中潞党参补中益气健脾，焦白术补气健脾燥湿，云茯苓健脾利水渗湿，三药合用，脾气充则有化湿之力，湿浊去则有健脾之功，共同发挥益气健脾渗湿作用，共为君药；怀山药益气健脾，白扁豆健脾化湿，炒苡仁健脾利湿，三药助焦白术、云茯苓健脾助运、渗湿止泻，共为臣药；春砂仁、煨益智温脾止泻，为佐药；炒六曲缓和药性、消食和胃，为佐使药。方中有补有消，共奏益气健脾、渗湿止泻之功。

【病案】周某，女，汉族，33 岁，公司职员。1996 年 9 月 26 日初诊。患者 3 年前无明显诱因出现腹泻，便稀，时发时止，西医治疗未见明显好转。近日腹泻加重伴腹部冷痛，进食后胃脘不舒，稍进油腻则腹泻。张师见其面色萎黄，神疲乏力，舌淡苔白、边有齿痕，脉细弱。予：潞党参 9g，焦白术 9g，炒白芍 9g，怀山药 9g，云茯苓 9g，炒苡仁 12g，制附子 3g，煨姜 6g，春砂仁 2.5g，煨益智 9g，炒六曲 12g。服上方 3 剂后，腹泻有减，腹部冷痛大减，故去炒白芍、制附子，再服 4 剂则腹泻明显减少。继续服药 1 周，诸症消失。

【按语】患者素体脾虚，以致清浊不分，而见泄泻；脾阳虚衰，则见腹部冷痛。张师以参苓白术散健脾化湿，附子温中汤温中止痛。方中怀山药、炒苡仁健脾益气；春砂仁、煨益智增强温脾止泻的功效。诸药配合，以达健脾利湿、温阳止泻的功效。

十五、细菌性痢疾（痢疾）

【方药组成】

白头翁 12g　北秦皮 9g　炒黄芩 9g
炒黄柏 6g　姜川连 2.5g　煨木香 3g
炒枳实 9g　槟榔片 9g　焦楂曲各 9g

【临证加减】

1. 以赤痢为主者，用红曲 4.5g、当归 9g。

2. 腹痛，赤白痢重者，加赤白芍各 9g、炙甘草 4.5g。

3. 寒热重者，加葛根 12g。

4. 舌上苔白腻，脉濡数，湿重者，加炒苍术 9g、厚朴 9g，或者去黄连、秦皮，加藿香、佩兰各 9g，草果仁 2.5 ~ 4.5g，以芳香化湿和中。

【功效】清热解毒，凉血止痢。

【主治】腹痛，里急后重，肛门灼热，泻下脓血，赤多白少，渴欲饮水，舌红苔黄，脉弦数。

【方解】本方化裁于《伤寒论》中的白头翁汤。方中白头翁专入大肠经，清热解毒，凉血止痢，为治疗热毒血痢之要药，为君药；姜川连苦寒，泻火解毒，燥湿厚肠，亦为治痢的主药，加之炒黄柏、炒黄芩清热燥湿，共助君药清热解毒止痢，为臣药；北秦皮苦涩而寒，入大肠经，既助君臣清热燥湿，又能收涩止痢，而煨木香、槟榔片行气导滞止痛，炒枳实、焦山楂、焦建曲消食导滞，共为佐药。诸药合用，共奏清热解毒、凉血止痢之功。

【病案】李某，男，汉族，46岁，工人。1996年10月10日初诊。患者3天前大便次数开始增多，腹痛肠鸣，里急后重，下痢赤白、黏冻或脓血，肛口灼热，小溲短赤，发热，恶寒，头痛，烦渴，用抗菌药物3天未见明显好转。张师查其舌苔黄腻，脉象滑数。予：白头翁12g，北秦皮9g，炒黄芩9g，炒白芍9g，炒黄柏6g，姜川连1.8g，煨木香3g，炒枳实6g，槟榔片9g，焦山楂、焦建曲各9g。服药3剂，腹痛腹泻有所减轻，肛门灼热感消失；续服4剂，诸症消失。

【按语】湿热之邪壅滞肠中，气机不畅，传导失司，故腹痛、腹泻、里急后重；湿热熏蒸肠道，脉络受伤，气血瘀滞，化为脓血，则见下痢赤白、黏冻或脓血；湿热下注则肛口灼热、小便短赤；舌苔黄腻、脉象滑数为湿热蕴蒸之象。方中白头翁清热解毒，凉血止痢；姜川连为止痢要药；炒黄柏、炒黄芩、北秦皮清热燥湿；煨木香、槟榔片可止痛；炒白芍养血止痛；炒枳实、焦楂曲消食导滞，使邪去肠清。诸药配伍，以清热解毒、燥湿止泻。

十六、胃溃疡（胃痛）

【方药组成】

金铃子 12g	炒元胡 9g	生香附 9g
姜半夏 9g	川贝母 9g	煅瓦楞 12g
淡吴萸 1.8g	姜川连 1.2g	炒枳壳 9g
乌贼骨 12g		

【临证加减】

1. 喜热恶凉者，宜温中，加高良姜4.5g、荜茇4.5g。

2. 喜凉恶热者，宜清中，加黑山栀9g、淡子芩4.5g。

3. 喜按者，宜补中，加白术；甚者可加党参。

4. 痛如针刺者，由气入血，加赤芍 9g、川芎 9g；寒瘀者，加九香虫 4.5g，或者炙猬皮 9g。若蒲黄、五灵脂，胃钝食减者慎之。

【功效】理气止痛，抑酸和胃。

【主治】肝郁化火犯胃，胸胁肋脘腹诸痛，时发时止，口苦嘈杂，呕吐酸水，不喜热饮，舌红苔黄，脉弦数。

【方解】本方化裁于《太平圣惠方》中的金铃子散与《丹溪心法》中的左金丸。方中金铃子疏肝行气，清肝泻火；炒元胡行气活血，擅长止痛，可增强金铃子行气止痛之功；二药相配，气行血畅，疼痛自止。合以左金丸（姜川连、淡吴萸）清肝泻火，降逆止呕；生香附行气解郁，调经止痛；炒枳壳理气宽中；姜半夏燥湿化痰，和胃止呕；川贝母消痰，煅瓦楞制酸，搭配乌贼骨止血抑酸（三药配伍促进溃疡面愈合）。诸药合用，共奏理气止痛、抑酸和胃之功。

【病案】刘某，男，汉族，35岁，教师。1995年6月20日初诊。患者2个月前无明显诱因出现中脘疼痛，胀满不适，食后加重。平素脾气急躁，晨起口干口苦，不思饮食，嗳气频作，气味酸臭，反酸烧心，小便偏黄，大便稍干。舌边尖红，苔薄黄，脉弦细数。胃镜显示胃窦部1cm大小溃疡，色淡红。张师认为其属肝郁化火犯胃证。予：金铃子12g，炒元胡9g，生香附9g，姜半夏9g，川贝母9g，煅瓦楞12g，淡吴萸1.8g，姜川连1.2g，炒枳壳9g，乌贼骨12g。14帖，水煎服。2周后，患者胃胀痛减轻，饮食稍可。

【按语】患者平素饮食不节，喜膏粱厚味，致脾胃受损，又因职业关系而平素易发火暴怒，致肝郁气滞化火犯胃，胆汁上溢于口，郁火伤阴，故晨起口干口苦。脾胃气机升降失调致胃部胀满不适，木郁作酸，故可见反酸烧心。结合胃镜检查提示胃溃疡，故可见胃部疼痛，食后加重。方中香附、金铃子、元胡疏肝清热，理气止痛；半夏消痞；黄连、吴茱萸乃左金丸，有泻火、疏肝、和胃、止痛之功；瓦楞子清肝泻火，制酸止痛；枳壳理气消痞；贝母清热散结；乌贼骨止血抑酸。全方共奏疏肝清热、理气止痛之功。

十七、十二指肠球部溃疡（胃痛）

【方药组成】

川桂枝 4.5g	炒白芍 12g	炙甘草 4.5g
生香附 9g	广陈皮 4.5g	生　姜 3g
大　枣 4 枚	饴糖 1 匙冲	

【临证加减】

1. 本方对于得食则安者适宜；喜按者，用香砂六君子汤。

2. 得手后加黄芪，进步则加当归。

【功效】温中补虚，和里缓急。

【主治】中焦虚寒，肝脾不和证。腹中拘急疼痛，喜温喜按，神疲乏力，虚怯少气；或心中悸动，虚烦不宁，面色无华；或伴四肢酸楚，手足烦热，咽干口燥。舌淡苔白，脉细弦。

【方解】本方化裁于《伤寒论》中的小建中汤（本方由桂枝汤倍芍药加饴糖而成）。方中饴糖温中补虚，和里缓急；川桂枝温阳散寒；炒白芍和营益阴；广陈皮健脾，生香附理气止痛，合用则增强止痛之效；炙甘草调中益气，姜枣调补脾胃。诸药合用，共奏温养中气、平补阴阳、调和营卫、缓急止痛之功。

【病案】陈某，女，汉族，40 岁，职员。1996 年 12 月 10 日初诊。患者 2 年前无明显诱因出现胃脘部胀痛不适，不思饮食，食后胀满加重。平素畏寒怕冷，不易汗出，口不渴，喜热饮，小便可，大便偏稀、一日 2

次，舌体胖大、色淡，苔薄白，脉沉迟。胃镜检查提示十二指肠溃疡病变，溃疡口直径0.5cm左右，溃疡面色淡。张师认为此属脾胃虚寒证。治以温中补虚，缓急止痛。予：川桂枝4.5g，炒白芍12g，炙甘草4.5g，生香附9g，广陈皮4.5g，生姜3g，大枣4枚，饴糖1匙（冲）。7帖，水煎服。服药1周后，胃脘部胀痛减轻。

【按语】患者平素脾胃阳气虚损，虚寒凝滞气机，不通则痛，脾运化失司致大便偏稀；舌脉亦为之佐证。方中饴糖温中补虚，和里缓急；川桂枝温阳散寒；炒白芍和营益阴；生香附、广陈皮行止气痛，炙甘草调中益气，姜枣调补脾胃。诸药合用，共奏温中补虚、缓急止痛之功。

十八、咽异感症（梅核气）

【方药组成】

老苏梗4.5g　川厚朴6g　法半夏9g
广橘皮6g　淡竹茹6g　炒枳壳9g
广郁金9g　生香附9g　小青皮4.5g
佛手柑4.5g

【临证加减】

1. 舌红，脉数者，加黑山栀9g，或吴萸1.8g、川连1.8g，或淡子芩4.5g。

2. 咽痒且有红痰者，肺系有热也，去苏梗、厚朴、半夏以避其燥，加沙参9g、麦冬9g、石斛10g，并加桔梗 4.5g，寓升于降，引诸药至病所。

3. 咽之梗塞者，若有异物，并非梅核气一端，也有咽梗属阴虚喉痹者，除上法清养肺阴之外，尚可滋肾柔肝，仿二至丸或知柏地黄丸方，不可不知。

【功效】行气散结，降逆化痰。

【主治】梅核气。《金匮要略》：“妇人咽中如有炙脔，半夏厚朴汤主之。”所谓“炙脔”，中医常用以比喻堵塞咽喉中的痰涎，吐之不出，吞之不下，古人称之为“梅核气”，女性尤其多见。表现为咽喉中有异物感，吞吐不得，情志不畅，胸闷，舌苔白腻，脉弦滑。

【方解】本方化裁于《金匮要略·妇人杂病脉证并治》中的半夏厚朴汤（该方是主治咽喉部有异物感的专方）。方中法半夏辛温入肺胃，化痰散结，降逆和胃，为君药。川厚朴辛苦性温，下气除满，助法半夏散结降逆，为臣药。老苏梗芳香行气，理肺疏肝，助川厚朴行气宽胸、宣通郁结之气；淡竹茹清热化痰，除烦止呕；佛手柑辛香走散，直达肝脾，配广郁金以解郁，配生香附以止痛，配炒枳壳以和胃，配广橘皮以健脾，配小青皮以疏肝。诸药合用，既可疏肝解郁，又可行气散结、降逆化痰，则郁气得疏，痰结自化。

【病案】马某，女，回族，45 岁，职员。1998 年 5 月 19 日初诊。患者自诉咽部不适 2 个月余，咽部异物感、咳吐不出、吞咽不下，情绪急躁时加重，晨起刷牙时伴恶心、咽部不适，偶有胸闷，纳呆，食后偶有胃脘部胀满，平素口不渴，二便可，舌苔白腻，脉弦滑。张师认为此乃肝郁气滞、痰结于喉，治以疏肝理气、行气散结、化痰降逆。予：老苏梗4.5g，川厚朴6g，法半夏9g，广橘皮6g，淡竹茹6g，炒枳壳9g，广郁金9g，生香附9g，小青皮4.5g，佛手柑4.5g。7帖，水煎服。服药1周后，咽部不适感消失。

【按语】此病多因痰气郁结于咽喉而致。情志不遂，肝气郁结，肺胃失于宣降，津液不布，聚而为痰，痰气相搏，结于咽喉，故见咽中如有物阻、咳吐不出、吞咽不下；肺胃失于宣降，还可致胸中气机不畅，而见胸胁满闷、或咳嗽喘急、或恶心呕吐等。气不行则郁不解，痰不化则结难散，故治以行气散结、化痰降逆之法。法半夏化痰散结，降逆和胃；川厚朴辛苦性温，下气除满，助法半夏散结降逆；佛手柑芳香理气化湿，以助法半夏化痰；广郁金、生香附疏肝理气，炒枳壳消痞散结，广橘皮、小青皮理气化湿；老苏梗芳香行气，理肺疏肝，助川厚朴行气宽胸、宣通郁结之气；淡竹茹清热化痰，除烦止呕。全方诸药合用，辛气散结，苦湿降逆，使郁气得疏，痰涎得化，则痰气郁结之梅核气自除。

十九、急性黄疸性肝炎（黄疸）

【方药组成】

西茵陈18g	炒苍术6g	川厚朴9g
炒黄柏6g	黑山栀9g	生苡仁12g
炒枳壳9g	赤茯苓9g	滑　石12g

通　草 2.4g　　建神曲 9g

【临证加减】

1. 舌红，苔黄，脉数，便秘，热重者，加枳实9g、川军 9g。

2. 苔白，脉濡，泛恶，胸痞，腹胀，湿重者，加姜半夏 9g、青陈皮各 4.5g、苍术 9g。

3. 胁胀痛，气滞者，去生苡仁、黑山栀、炒黄柏，加柴胡 9g、半夏 9g、黄芩 9g、郁金 9g；急性期少用血分药，黄疸退后可加。

【功效】清热利湿，疏肝利胆。

【主治】湿热黄疸。一身面目俱黄，黄色鲜明，发热，无汗或但头汗出，口渴欲饮，恶心呕吐，腹微满，小便短赤，大便不爽或秘结，舌红苔黄腻，脉沉数或滑数有力。

【方解】本方化裁于《伤寒论》中的茵陈蒿汤，具有清热、利湿、退黄之功效。方中西茵陈清利湿热，为治黄疸要药；黑山栀泻火除烦，通利三焦，助西茵陈引湿热从小便而去；二药合用，取茵陈蒿汤之清热、利湿、退黄功效。配合炒苍术燥湿健脾；炒黄柏清热燥湿；生苡仁、赤茯苓利水渗湿；滑石、通草利尿通淋，使湿热从小便而去；川厚朴、炒枳壳理气消痞；建神曲和胃，缓和药性。诸药合用，共奏清热利湿、疏肝利胆之功。

【病案】张某，男，汉族，50 岁，农民。1993 年 10月 13 日初诊。患者半月来乏力，身、面发黄，周身刺痒，恶心纳呆，腹胀，失眠，小便黄，舌红苔黄腻，脉弦滑数。经某医院检查：巩膜黄染，肝可触及。查血：黄疸指数 120U，总胆红素 12mg%（12mg/dl），谷丙转氨酶 360U/L，麝浊 15U，白蛋白 4.2g/dl，球蛋白 2.8g/dl。张师认为此为急性病毒性黄疸性肝炎。中医认为，湿热中阻，瘀热发黄。治宜清热解毒，利湿退黄。予：西茵陈 18g，炒苍术 6g，川厚朴 9g，炒黄柏 6g，黑山栀 9g，生苡仁 12g，炒枳壳 9g，赤茯苓 9g，滑石 12g，通草 2.4g，建神曲 9g。7 帖，水煎服。服药后，身、面发黄渐消退，乏力减轻，半月后痊愈。

【按语】中医学认为，黄疸多因湿热疫毒，从表入里，郁而不达，内阻中焦，使脾胃运化失常，湿热交蒸于肝胆，以致肝失疏泄，胆汁外溢，浸淫肌肤，下注膀胱而发。茵陈蒿汤具有清热利湿，以及泄下的作用。方中西茵陈味苦，性微寒，属清热利湿、利胆退黄之要药；黑山栀味苦，性寒，能清火除烦，清热利湿，主治湿热黄疸；炒黄柏味苦，性寒，泻火解毒，治疗湿热黄疸。上述三药组合，具有强大的清热利湿退黄作用。川厚朴、炒苍术燥湿运脾，炒枳壳理气通肠，赤茯苓、生苡仁健脾化湿，滑石、通草清热利湿，建神曲调理脾胃。诸药合用，共奏清热解毒、利湿退黄、调理脾胃之功。

二十、慢性肝炎（胁痛）

【方药组成】

醋柴胡 4.5g　　全当归 9g　　赤白芍各 9g

炒元胡 9g　　川楝子 9g　　生香附 9g

广郁金 9g　　小青皮 4.5g　　炒楂曲各 9g

【临证加减】

1. 神疲，脉濡者，加白术、云苓、炙草、党参。

2. 舌红苔净，脉细弦者，加女贞子 9g、旱莲草 9g、枣仁 9g。

3. 痛如针刺者，加桃仁 9g、红花 6g。

4. 肝脾肿大者，加海藻、昆布各 12g，三棱 4.5g；进之加莪术 4.5g，再进之用至 9g；阴伤者，加鳖甲 12g，或生牡蛎 18～30g。

5. 肝病久不愈者，面晄，舌淡，脉濡或浮大而虚，腹胀、神疲，予逍遥方加党参、黄芪、升麻、麦冬、五味子；舌边尖红，加川连、黄芩少许。

【功效】疏肝理气，活血止痛。

【主治】胁肋疼痛，胸闷善太息，情志抑郁易怒，或嗳气，脘腹胀满，脉弦。

【方解】本方化裁于《医学统旨》中的柴胡疏肝散。肝主疏泄，性喜条达，其经脉布胁肋循少腹。情志不遂，木失条达，则致肝气郁结，经气不利，故见胁肋疼痛、胸闷、脘腹胀满；肝失疏泄，则情志抑郁易怒、善太息；脉弦为肝郁不舒之象。遵《黄帝内经》“木郁达之”之旨，治以疏肝理气之法。方中醋柴胡疏肝解郁；生香附、广郁金、川楝子理气疏肝而止痛，助醋柴胡解肝经之郁滞，并增炒元胡行气活血止痛之效；赤芍凉血祛瘀，白芍养血敛阴，二药合用，一散一收，一泻一补，共奏清热凉血、活血化瘀、养血和营、柔肝止痛之功。配以全当归补血活血；小青皮疏肝破气；炒山楂、炒神曲和胃消食，缓和药性。诸药相合，共奏疏肝理气、活血止痛之功。

【病案】吕某，男，汉族，44岁，职员。1993年10月13日初诊。患有乙肝数年，食后腹胀，肝脾肿大，刷牙则齿衄。张师查其面色苍暗，脉细弦，舌暗红，苔白薄腻。此乃湿热久羁，肝肾阴分已耗，血气不和；当和血益阴，利湿清热。遂予：醋柴胡、赤白芍、炒楂曲各9g，全当归、炙鳖甲、大麦冬、茵陈、女贞子各12g，生苡仁30g，败酱草15g，五味子3g。服药5剂后复诊，龈衄已止，纳食呆滞，头晕乏力。遂予上方去炙鳖甲、大麦冬，加白术12g，枳壳、茯苓各10g，陈皮6g。服药7剂后，诸症悉消。复以六味地黄丸调理。

【按语】本案患者邪结胁下，证属湿热久羁、肝肾阴虚、气血郁滞；张师予破血活血药，虽见癥积亦不可过量使用，只宜先用全当归、赤白芍、炙鳖甲等品。本案中，醋柴胡疏肝解郁，全当归、赤芍活血化瘀，白芍养血柔肝、缓急止痛；炙鳖甲、大麦冬滋阴，五味子敛阴；女贞子补益肝肾；生苡仁利湿，并辅以败酱草清热；炒山楂、炒神曲和胃消食。诸药合用，共奏清热利湿、补益肝肾、疏肝行气、活血止痛之功。

二十一、胆结石（胁痛）

【方药组成】

金钱草 30～60g	广郁金 12g	金铃子 12g
木贼草 9g	海金沙 12g	鸡内金 9g
鱼枕石 9g	六一散[包] 12g	硝矾丸[吞] 3g

【临证加减】

1. 急性发作者，以通为用，加玄明粉 9g、制川军 9g（后下）。

2. 平时症情稳定时，仅以胁痛为主，可加入柴胡 9g、元胡 9g、当归 9g、赤芍 9g、青皮 4.5g。

3. 苔白腻者，可加入苍术、厚朴、半夏、陈皮。

4. 无鱼枕石，可去之。

【功效】疏肝利胆，清热利湿。

【主治】胆石症（属于中医学“胁痛”“黄疸”“胆胀”等范畴）。情志不畅、饮食不节、湿热内侵等，影响肝的疏泄功能，使胆汁排泄不畅，久而瘀结成石。而结石又可阻碍气机，瘀滞血行而生痰湿。故湿热、血瘀、痰阻等夹杂成为胆石症的病机特点。

【方解】本方化裁于《方剂学》（1974 年上海中医学院编）中的三金汤。本方取其“三金”，清热利湿排石。金钱草甘咸微寒，入肝、肾、膀胱经，具有利水通淋、清热消肿的功效，取其咸能软坚之意，有利于结石的排出；海金沙甘咸寒，入小肠、膀胱经，有利水通淋作用，助金钱草排石；鸡内金甘平，入脾、胃、小肠、膀胱经，具有健脾理肠的作用，可防止消石之品碍胃；鱼枕石味甘性寒，入肾经，助三金排石；广郁金、金铃子疏肝胆之气，使气机通畅，利于排石；木贼草清肝胆经之热；六一散中的滑石上清水源，下利膀胱水道，除三焦内蕴之热；硝矾丸为治疗结石要药；六一散中的甘草和其中气，并可缓和滑石寒性。诸药合用，共奏疏肝利胆、清热利湿之功。

【病案】张某，男，35岁，厨师。1992年9月11日初诊。患者刻下：口干苦，晨起加重，不欲饮水，胁痛时发，纳呆，食后胃脘胀满，泛酸，大便干、3日一行，小便色黄，排尿时涩痛不适。胆囊超声提示胆囊内泥沙样结石。舌质淡红、苔黄腻，脉弦数。张师认为此属湿热蕴于肝胆。治拟疏肝利胆，清利湿热。予：金钱草30g，广郁金12g，金铃子12g，木贼草9g，海金沙12g，鸡内金9g，鱼枕石9g，六一散（包）12g，硝矾丸3g（吞服）。7帖，水煎服。服药1周后复诊，胁痛有减，守方续服7帖。

【按语】患者由于情志不畅、饮食不节、湿热内侵等，影响肝的疏泄功能，使胆汁排泄不畅，久而瘀结成石。本案患者结石在胆，予金钱草清热利湿排石，配合入肝胆经之药，如广郁金、金铃子疏肝胆之气，木贼草清肝胆经之热；海金沙利水通淋，助金钱草排石；鸡内金健脾理肠，防消石之品碍胃；鱼枕石助金钱草、海金沙、鸡内金排石；硝矾丸为治结石要药；六一散清热利湿。

二十二、慢性胆囊炎（胆胀）

【方药组成】

醋柴胡 9g	炒枳壳 9g	京赤芍 9g
金钱草 30g	延胡索 9g	广郁金 9g
炒黄芩 4.5g	生甘草 4.5g	焦山楂 9g

【临证加减】

1. 便秘者，加枳实、川军；脘腹胀者，加厚朴。
2. 发热者，加银花、连翘各 12g。
3. 疼痛甚者，加乌药 9g、川楝子 12g。
4. 痛势绵绵不绝如针刺者，加桃仁 9g、红花 6g。
5. 便溏，肝痛甚者，加丹皮 9g、苡仁 18g、败酱草 21g、木香 3g；面㿠，便溏者，需实脾，纯予通剂无效，方中加入党参、云苓、白术、青皮、陈皮。

【功效】疏肝理脾，调和肝脾。

【主治】阳郁厥逆证，手足不温，或腹痛，或泄利下重，脉弦；肝脾气郁证，胁肋胀闷，脘腹疼痛，脉弦。

【方解】本方化裁于《伤寒论》中的四逆散。方中醋柴胡既可疏解肝郁，又可升清阳以使郁热外透；京赤芍养血敛阴，与醋柴胡相配，一升一敛，使郁热透解而不伤阴；炒枳壳行气宽中除胀；焦山楂消食健胃，行气散瘀；金钱草清热利湿，排石解毒；广郁金疏肝解郁；炒黄芩清泻郁热；京赤芍、延胡索化瘀止痛；生甘草缓急和中止痛，又能调和诸药。诸药合用，共奏疏肝理脾、调和肝脾之功。

【病案】许某，女，汉族，40岁，教师。1993年6月11日初诊。患者刻下：口干苦，晨起加重，不欲饮水，右侧胁肋胀痛不适，痛连右侧乳房，纳呆，食后胃脘胀满，泛酸，大便偏稀，小便黄，月经后期、推迟1周，色暗量少，有痛经史。胆囊超声提示胆囊壁毛糙，未见其他明显异常。舌质暗红、苔薄黄，脉弦细。张师认为此乃肝郁气滞，肝脾不调，胆气不利。治拟疏肝利胆，调和肝脾。予：醋柴胡9g，炒枳壳9g，京赤芍9g，金钱草30g，延胡索9g，广郁金9g，炒黄芩4.5g，生甘草4.5g，焦山楂9g。14帖，水煎服。服药2周后，复查肝胆超声，未见明显异常。

【按语】《伤寒大白》谓四逆散“先疏通肝胆血脉，调和胃家中气……然后清热”。本方改四逆散中的枳实为枳壳。枳实行气力强，主破气消积，且泻下；枳壳行气力缓，主宽中除胀，取其力缓而消胀。临床上以四逆散为基础方加减治疗慢性胆囊炎，有泻实和补虚两方面作用，实则疏肝清热，虚则柔肝养血，攻补兼施，全面照顾，所以用之取效。本案患者本虚标实，胁肋胀痛不适，故予醋柴胡、广郁金疏肝解郁；胁肋部以胀痛为主，且胃脘胀满，故予炒枳壳行气宽中除胀；又以京赤芍养血，炒黄芩清热，延胡索止痛，金钱草清热利湿，焦山楂消食健胃、行气散瘀，生甘草缓急和中止痛、调和诸药。诸药相合，共奏疏肝解郁、行气除胀、养血止痛之效。

二十三、胰腺炎（腹痛）

【方药组成】

醋柴胡 9g	炒枳实 9g	京赤芍 9g
生甘草 4.5g	桃仁泥 9g	草红花 6g
炒黄芩 9g	金银花 12g	大连翘 12g
焦山楂 21～30g	生川军[后下] 4.5～9g	

【临证加减】

1. 便秘者，加玄明粉 4.5～9g（冲）；体实者，大黄可用至 30g；体虚者，用莱菔子 30g。

2. 急性发作时，疼痛甚，剧吐者，可以仿甘遂半夏汤，用制甘遂 1g（先煎）。此药峻猛，审慎用之。

【功效】和解少阳，内泄热结。

【主治】少阳阳明合病。往来寒热，胸胁苦满，呕吐不止，郁郁微烦，心下痞硬，或心下满痛，大便不解或协热下利，舌苔黄，脉弦数有力。

【方解】本方化裁于《伤寒论》中的大柴胡汤（系小柴胡汤去人参、甘草，加大黄、枳实、芍药而成；亦是小柴胡汤与小承气汤两方加减合成；是和解为主，且与泻下并用的方剂）。方中醋柴胡长于开郁，炒黄芩善于泄热，二药配伍，调肝胆之气机，清内蕴之湿热，为君药。轻用生川军，配炒枳实以内泄阳明热结、行气消痞，为臣药。京赤芍柔肝缓急止痛，与生川军相配可治腹中实痛，与炒枳实相伍可以理气和血，以除心下满痛；金银花、大连翘配伍，既能透热达表，又能清里热；再配以桃仁泥、草红花活血化瘀，以解瘀结而散热；焦山楂和胃，为佐使；生甘草调和诸药。病在少阳，又与阳明腑实并见，须兼顾表里。诸药合用，共奏和解少阳、内泄热结之功。

【病案】王某，男，汉族，50 岁，教师。1998 年 6 月 8 日初诊。因腹痛、黄疸反复发作而在当地中医院施行胆囊切除术，术后诊断为胆囊结石伴急性胆囊炎、慢性胰腺炎。术后腹痛发作依旧，每遇饮食不节即发上腹部疼痛不适，平时两胁胀痛不适，头昏乏力，大便干结，小便黄，脉沉弦，舌质暗红，苔黄腻。张师认为此属胆气郁结，以致胃失和降，湿浊之邪阻滞中焦而发病；平时两胁胀痛不适提示肝失疏泄。治拟和解少阳，内泄热结。予：醋柴胡 9g，炒枳实 9g，京赤芍 9g，生甘草 4.5g，桃仁泥 9g，草红花 6g，炒黄芩 9g，金银花 12g，大连翘 12g，焦山楂 20g，生川军 9g（后下）。7 帖，水煎服。服药后腹痛好转。

【按语】慢性胰腺炎是指多种原因引起的胰腺实质节段性或弥漫性渐进性炎症与纤维性病变。患者多有反复发作的上腹痛，疼痛剧烈时常伴有恶心呕吐，吃油腻食物后上腹部饱胀不适、腹泻，并常因饮食减少而致体重逐渐下降。此患者属胆气郁结，以致胃失和降，湿浊之邪阻滞中焦而发病；平时两胁胀痛不适提示肝失疏泄。张师认为邪在少阳，少阳枢机不利，不通则痛。《医方集解》说："少阳固不可下，然兼阳明腑证则当下。"遂予小柴胡汤合小承气汤加减。在治法上，病在少阳，本当禁用下法，但与阳明腑实证并见的情况下，就必须表里兼顾。总之，本方既不悖于少阳禁下的原则，又可和解少阳，内泄热结，使少阳与阳明合病得以双解，可谓一举两得。

二十四、阑尾炎（肠痈）

【方药组成】

醋柴胡 9g	炒枳实 9g	炒赤芍 9g
桃仁泥 9g	生苡仁 30g	粉丹皮 9g
广木香 4.5g	金银花 12g	红　藤 21g
败酱草 30g	制川军 9g	

【临证加减】

1. 已经确定为坏疽型者，本方不用，因攻下反伤正致变。

2. 慢性阑尾炎，面色萎黄，苔白舌淡，腹痛，四肢欠温者，可加附片；内有寒也，非温不化。

【功效】泄热破瘀，消痈排脓。

【主治】肠痈初起，右少腹疼痛拒按，甚则局部有痞块，发热恶寒，自汗出，或右足屈而不伸，苔黄腻，脉滑数。

【方解】本方化裁于张仲景《金匮要略·疮痈肠痈浸淫病脉证并治》中的大黄牡丹皮汤，具有泄热破瘀、散结消肿的功效，主治热毒蕴结于肠，气血瘀滞不通所致肠痈。方中醋柴胡和表解里，疏肝解郁；炒枳实破气消积，化痰散痞；制川军清热解毒，祛瘀通便；粉丹皮凉血散瘀；炒赤芍清热凉血；红藤（即大血藤）入大肠经，活血通络；桃仁泥活血化瘀；金银花清热解毒；败酱草祛瘀排脓；生苡仁清热排脓；广木香行气止痛。诸药合用，共奏泄热逐瘀、消痈排脓之功。

【病案】李某，男，汉族，25岁，学生。1995年8月19日初诊。患者上午9时出现右下腹疼痛，于新疆医科大学附属中医医院就诊。查体：发热不明显，二便调，腹部平软，麦氏点压痛（+）。辅助检查：血常规示白细胞计数 $16.2 \times 10^9/L$。尿常规示镜下可见白细胞3个。腹部超声提示右下腹阑尾处可见一2.4cm×1.9cm欠均匀偏低回声，外形欠规则，边界欠清，可见点状血流信号，阑尾炎可能性大。医院医师建议住院手术治疗。刻下：右下腹持续疼痛，阵发性加剧，腹部平软，口干，汗多，纳可，舌淡红，苔根薄黄腻，脉细。证属瘀热阻滞，张师治以大黄牡丹汤加减：醋柴胡9g，炒枳实9g，炒赤芍9g，桃仁泥9g，生苡仁30g，粉丹皮9g，广木香4.5g，金银花12g，红藤21g，败酱草30g，制川军9g。3帖，水煎服。患者诉服药一煎后疼痛即减轻，1剂药服完已基本无疼痛，服药2剂后疼痛完全消失。

【按语】急性阑尾炎，在中医学中被称为“缩脚肠痈”，是一种常见的急腹症；大多由于寒温失调或饮食失节或喜怒无度，而使“邪气”（如粪石之类）与“营卫”互相搏结于肠道，致使运化失职，糟粕积滞，气血瘀阻，积于肠道而成。如果诱发肠痈，瘀热没有出路，那么瘀热和血肉便会腐败成脓。因此，方中用制川军泄热软坚，宣通壅滞，使邪从下而出，所谓邪有出路则脓不成而证自安；红藤败毒消痈，活血通络，治阑尾炎；金银花、败酱草清热解毒消痈，桃仁泥、粉丹皮、炒赤芍活血化瘀，生苡仁善于消痈、利水且脓未成者宜之；醋柴胡与炒枳实疏肝理气，广木香理气止痛。诸药相合，共奏化瘀泄热、止痛消痈之功。

二十五、高血压（眩晕）

【方药组成】

珍珠母 30g	紫贝齿 12g	嫩钩藤 12g
冬桑叶 9g	女贞子 6g	干地龙 9g
桑寄生 12g	杭菊花 6g	夏枯草 9g
怀牛膝 9g		

【临证加减】高血压所见各有不同，按眩晕，有风、火、痰、虚，此方取其正中，为一般治法。

【功效】潜阳息风，化痰清火。

【主治】眩晕，耳鸣，头目胀痛，急躁易怒，腰膝乏力，视物昏蒙，舌红苔黄，脉弦滑或数。

【方解】本方化裁于《普济本事方》中的珍珠母丸。方中珍珠母、紫贝齿、嫩钩藤平肝潜阳、镇心安神，以定惊悸；女贞子、桑寄生滋补肝肾之阴；怀牛膝补肝肾、强筋骨，善引气血下行，与干地龙配伍，可增强清热止痉、平肝息风、通经活络之力；冬桑叶、杭菊花清肝明目，夏枯草泻火明目，略兼养肝。诸药配伍，标本兼顾，共奏潜阳息风、化痰清火之功。

【病案】金某，女，汉族，44 岁。1998 年 5 月 10 日初诊。患者近 5 年反复头晕耳鸣，头目胀痛，口苦，腰酸乏力。经多家医院检查，诊为高血压、高脂血症、肥胖症，曾经用过降压西药，不甚理想，遂来就诊。刻下：面赤，性情急躁易怒，呕吐痰涎，乏力，胃纳一般，大便正常，夜寐一般。舌质暗，苔黄腻，舌底脉络瘀青，脉弦滑。张师认为此属肝阳上亢，治以平肝潜阳，清火息风。予：珍珠母 30g，石决明 15g，钩藤 12g，女贞子 6g，地龙 9g，桑寄生 12g，夏枯草 9g，枸杞子 12g，怀牛膝 9g，茯苓 9g，郁金 9g，石菖蒲 6g，竹茹 6g。14 帖，水煎服。2 周后，患者面赤消退，头晕头胀好转，腰酸乏力缓解。

【按语】本案患者素体阳盛，肝阳偏亢，长期性情急躁易怒，肝气郁结，气郁化火，循经上冲，上扰清空，头目清窍不利，发为眩晕。张师认为，对于此类病，其本虚在肾与肝之精气阴血不足，其实在风、火、痰、瘀之侵扰清窍，前者为病之本，后者为病之标，至于他脏之虚，瘀血漫生，燥湿内阻，亦可由是而致。此类病有时来势急迫凶险，病机证治往往不在其本，而在其标，尤其是风阳上扰，痰火瘀阻，而风阳上扰尤为紧要，故其治疗理当先标后本，以潜阳息风、化痰清火祛瘀为基本治法。

二十六、低血压（虚眩）

【方药组成】

潞党参 9g　　炒白术 6g　　炙黄芪 9g

醋柴胡 4.5g　　炙升麻 3g　　当归身 9g

炒白芍 6g　　炙甘草 4.5g　　广陈皮 4.5g

大红枣 4 枚

【临证加减】一般取补中益气法，如果夏天暑热伤气，可以用清暑益气方。

【功效】健脾益气，升阳活血。

【主治】脾胃虚弱，中气下陷引起的头晕、心悸，全身无力，舌质红苔薄，脉细。

【方解】本方化裁于《内外伤辨惑论》中的补中益气汤。方中炙黄芪为君药，补中气、固表气，且升阳举陷；臣以潞党参补中益气，健脾益肺；佐以炒白术补气健脾，助脾运化，以资气血生化之源；其气既虚，营血易亏，故佐用当归身、炒白芍以补养营血，且“血为气之宅”，可使所补之气有所依附；广陈皮理气和胃，使诸药补而不滞。更加少量炙升麻、醋柴胡，升阳举陷，助益气之品升提中气，故为佐使。大红枣补中益气、养血安神，炙甘草调和诸药，亦为使药。诸药合用，共奏健脾益气、升阳活血之功。

【病案】曹某，男，汉族，55 岁。1996 年 1 月 6 日初诊。患者数年来经常头晕、心悸、少寐、精神不振，不能坚持工作，遂来就诊。刻诊：面色不华，少气懒言，头晕，心悸，少寐，纳差，舌淡，苔薄白，脉沉细无力，两寸脉尤甚，测血压 80/45mmHg。张师认为此乃脾胃虚弱，气血两虚，心失所养。治以健脾益气，升阳活血。予：党参 9g，炒白术 6g，炙黄芪 9g，醋柴胡 4.5g，炙升麻 3g，当归身 9g，炒白芍 6g，广陈皮 4.5g，炒枣仁 15g，五味子 15g，炙甘草 4.5g。14 帖，水煎服。服药 2 周后，患者头晕好转，血压在正常范围内。

【按语】低血压主要以气虚为基本病机，临床表现多以虚证为主，原因在于：病理性低血压（眩晕）多为劳逸失调、思虑过度、饮食不节或禀赋不足，损伤心脾，致中焦亏虚，心脉乏力，气血不足，无力运行，不能上荣于头，脑络失养所致。本方健脾益气，升阳举陷，并有活血作用。脾为后天之本，系气血生化之源；且气为血帅，血随气升。运用本方，使脾胃健，化源足，血脉充，阳气复，气血升，其证自愈。实为升血压之良方。

二十七、心律不齐（心动悸）

【方药组成】

炙甘草 9g　　潞党参 9g　　大麦冬 9g
大生地 9g　　朱茯神 9g　　炒枣仁 9g
紫丹参 12g　　川桂枝 3g　　灵磁石 30g
大红枣 3 枚

【临证加减】

1. 面晄，肢冷，脉迟者，加熟附片。

2. 面赤，舌红，脉数者，加阿胶珠 9g。

3. 胸满，苔腻，中有痰饮者，加半夏、陈皮；偏热者，加枳实、竹茹，即十味温胆汤。

【功效】益气滋阴，通阳复脉。

【主治】阴血阳气虚弱，心脉失养证。脉结代，心动悸，虚羸少气，舌光少苔，或质干而瘦小者。

【方解】本方化裁于《伤寒论》中的炙甘草汤。方中大生地为君药，滋阴养血；炙甘草益气养心；大麦冬滋养心阴；川桂枝温通心阳，与大生地相伍，可收气血阴阳并补之效；佐以潞党参补中益气，养血生津；紫丹参活血祛瘀，通经止痛；炒枣仁补心血；灵磁石重镇安神；朱茯神宁心安神；煎加大红枣，调和脾胃，以助气血生化。诸药配伍，阴血足而血脉充，阳气旺而心脉通，俾气血充足，阴阳调和，则悸定脉复。

【病案】张某，男，汉族，70 岁。1996 年 6 月 15 日初诊。患者原有高血压及冠心病多年，近期心悸心慌加重，胸闷气短，乏力，头晕，二便正常。动态心电图提示：①窦性心律；②频发室性期前收缩，部分呈三联律（室性期前收缩总数：5 100 次）。患者目前服用西药规范治疗高血压及冠心病。今来就诊，张师查其舌质红，舌苔薄黄，脉弦大、尺脉弱且结代；辨证属肝肾亏虚，肝阳、心阳浮越，心气、心阴不足，心神失养。予：炙甘草 12g，潞党参 15g，大麦冬 9g，大生地 9g，朱茯神 9g，炒枣仁 9g，紫丹参 12g，川桂枝 3g，灵磁石 30g，大红枣 3 枚。上方服用 2 周后，乏力、心悸心慌明显好转，守方再服 10 剂。复查动态心电图提示：①窦性心律；②偶发室性期前收缩，部分呈三联律（室性期前收缩总数：560 次）。

【按语】本案患者原有高血压、冠心病，上实下虚。上实的结果：既有心气心阳耗伤，又有阴虚不足，导致阴阳均不足，心失所养，心功能减弱。脉弦大，说明肝阳上亢，心肝之阳仍然浮越；舌红，舌苔薄黄，说明阴虚不足，且肾阴虚与心阴虚共存；乏力、气短是心气不足的表现；胸闷乃气滞血瘀之象。虚实并存，阴阳均亏。在西药控制血压及冠心病心绞痛的基础上，选用炙甘草汤加减，以补阴阳，潜浮阳，活血理气。方中炙甘草、川桂枝温阳益气；大生地、大麦冬滋补阴液；灵磁石潜阳敛阴；紫丹参活血理气；炒枣仁养血安神；潞党参补中益气，养血生津；朱茯神宁心安神；大红枣调和脾胃。全方阴阳同补，阴阳并调，以达心阴阳均补、阴阳平衡的目的，其效果值得肯定。

二十八、心绞痛（真心痛）

【方药组成】

全瓜蒌 21g　　薤白头 9g　　法半夏 9g
紫丹参 18g　　草红花 6g　　桃仁泥 9g
广郁金 9g　　延胡索 9g　　真降香 4.5 ~ 9g

【临证加减】

1. 适用于冠状动脉供血不全所致一过性心绞痛。

2. 舌淡，苔白滑，脉细者，加桂枝温通心阳。

3. 舌淡，苔白，肢冷，脉缓，汗出者，加赤石脂6g、制川乌3～6g。

4. 痛而以闷为主者，主在气分，加延胡索9g、生香附9g；痛而持久不减，或如针刺者，主在血分，加制乳香、没药各4.5g，生三七末3g（吞）。

【功效】活血祛瘀，行气止痛。

【主治】胸阳痹阻所致“胸痹不得卧，心痛彻背”，舌质暗，苔白滑，脉弦滑。

【方解】本方化裁于《金匮要略》中的瓜蒌薤白半夏汤。方中全瓜蒌涤痰散结、理气宽胸，薤白头通阳散结、行气止痛，二药相配，化上焦痰浊，散胸中阴寒，宣胸中气机；法半夏燥湿化痰，降逆止呕，消痞散结，合全瓜蒌、薤白头疗胸痹。配以桃仁泥、草红花活血祛瘀；紫丹参入血分而活血祛瘀；广郁金为入血分之气药，活血行气；延胡索、真降香理气止痛，活血散瘀。诸药合用，共奏活血祛瘀、行气止痛之功。

【病案】马某，男，回族，64岁。1998年3月4日初诊。患者因平日性情急躁易怒导致冠心病、心绞痛反复发作而住院，服用硝酸甘油制剂等西药，发作时胸痛彻背，心悸不寐，有增无减，甚则心痛持续。查血脂提示水平偏高，心电图示频发性室性期前收缩、偶发性房性期前收缩、ST段压低。张师会诊，据其脉细沉弦、伴有结象，舌质暗淡、苔白润，认为证属寒凝阳微。处方：全瓜蒌 21g，薤白头 9g，法半夏 9g，紫丹参 18g，草红花 6g，桃仁泥 9g，广郁金 9g，制川乌 3g，赤石脂 15g，炒川椒 3g，熟附片 4.5g，潞党参 12g，炒白术 9g，淡干姜 3g。服药 3 剂后，胸痛日减，夜得安卧，原方加炒枣仁、山萸肉各 9g，煅龙骨、煅牡蛎各 30g。服药 7 剂后，痛止寐安，心电图大致正常。出院后，予调养心肾气血善后。

【按语】张师认为，冠心病的中医临床诊治要诀在于“不离乎心，不止于心；治本在补，治标在通”。本案患者因过怒伤肝，肝气内痹，失于疏泄而气滞，气滞又可致血瘀，使血行失畅，脉道壅滞；素体阳虚，虚寒内生，进而胸阳不振，气机不畅，胸阳痹阻，诸因相合而成气机郁滞、心阳不足、痹阻心脉证。气血运行不畅，瘀血内生，心脉痹阻，发为心绞痛。治疗上强调以“通”为要，既予宣痹通阳，又当活血祛瘀，故能奏效。

二十九、贫血（血劳）

【方药组成】

潞党参 9g	炒白术 9g	朱茯神 9g
当归身 9g	炒白芍 9g	炒熟地 9g
炙甘草 4.5g	炙黄芪 9g	补骨脂 9g
广陈皮 4.5g	大红枣 3 枚	

【临证加减】

1. 本方是八珍汤加减的方子。

2. 缺铁性贫血，可佐用和血丹，忌茶。

3. 再生障碍性贫血，着重应用血肉有情之品填补肝肾精血。古方斑龙丸及二至丸、百补丸为主方。

【功效】益气补血。

【主治】主治气血两虚证。面色萎白或无华，头晕目眩，四肢倦怠，气短懒言，心悸怔忡，饮食减少，舌淡苔薄白，脉细弱或虚大无力。

【方解】本方化裁于《瑞竹堂经验方》中的八珍汤（四君子汤与四物汤合方而成）。方中潞党参、炙黄芪补中益气，养血生津；炒熟地补血滋阴；炒白术、广陈皮补气健脾；当归身补血和血；炒白芍养血敛阴；朱茯神宁心安神；炙甘草益气和中，煎加大红枣，调和脾胃，以助气血生化；配补骨脂辛温入脾肾，功擅温补脾肾之阳气，使气血生化有源。诸药相合，共奏益气补血之功。

【病案】刘某，女，汉族，45岁。2000年5月7日初诊。患者近2年来时常活动后心悸，伴面色苍白，神疲乏力，头晕，视物昏花，多梦而夜寐不酣，食欲减退，腹泻等。今来就诊。既往有月经过多史。张师查其面色无华，气短懒言，舌淡苔薄白，脉细弱。辨证属气血两虚，治以补益气血。予：潞党参9g，炒白术9g，朱茯神9g，当归身9g，炒白芍9g，炒熟地9g，炙黄芪9g，补骨脂9g，酸枣仁9g，合欢花6g，合欢皮6g，广陈皮 4.5g，炙甘草 4.5g，大红枣 3 枚。14 帖，水煎服。服药 2 周后，诸症减轻，夜得安卧。

【按语】心主血脉，其华在面，血虚则面色不华；气血亏虚，血不养心，则心悸失眠；气血不足，不能上荣于头目，故头晕、视物昏花，神疲乏力；脾气虚弱，运化无力，则食欲不振、腹泻。脾为气血生化之源，主统血，若脾气虚弱则生血不足，统摄无权则血液流失，进而毛发干脱，爪甲裂脆；心脾两虚，故舌淡，脉细。本方化裁于八珍汤，而八珍汤为治疗气血两虚的常见方。方中潞党参、炒熟地益气养血，炒白术健脾渗湿，当归身、炒白芍养血和营，炙甘草益气和中。诸药合用，共奏健脾益肾、补气生血之功效。依据辨证加用各药，以加强补气补血功能，促进行气健脾开胃。

三十、血栓闭塞性脉管炎（脱疽）

【方药组成】

全当归 9g	金银花 9g	京元参 9g
川桂枝 4.5g	京赤芍 9g	干地龙 9g
吴茱萸 3g	鸡血藤 12g	怀牛膝 9g

【临证加减】

1. 肢端痛甚，色暗未溃者，加炙乳香、没药各 4.5g，地鳖虫 9g。

2. 已溃臭腐难闻者，需清，银花重用 30g，加连翘 21g、蒲公英 21g、王不留行 9g、鹿衔草 21g。

3. 肢冷、脉细者，需温，加制川乌 3g、北细辛 3g、生姜 2 片，以温经通阳为主。

【功效】清热解毒，凉血活血，祛腐生肌。

【主治】热毒炽盛之脱疽。患肢暗红，微肿，灼热，疼痛剧烈，久则溃烂腐臭，甚则脚趾节节脱落，延及足背，烦热口渴，舌红，脉数。

【方解】本方化裁于《验方新编》中的四妙勇安汤。方中金银花味甘性寒，尤善清热解毒而治痈疽，故重用为君。京元参长于清热凉血，泻火解毒，并能散结软坚，与君药合用，既清气分之邪热，又解血分之热毒，则清热解毒之力尤著；全当归性味甘辛而温润，养血活血，既可行气血、化瘀通脉而止痛，又合京元参养血滋阴而生新，共为臣药。上药君臣相合，共奏清热解毒、活血止痛之功。配以川桂枝温通经脉；京赤芍清热凉血，活血化瘀；干地龙、怀牛膝活血通络，补肝肾，强筋骨，引药下行；吴茱萸散寒通络，活血止痛；鸡血藤活血通络。诸药配合，共奏清热解毒、凉血活血、祛腐生肌之功。

【病案】韩某，男，汉族，50 岁。2000 年 5 月 7 日初诊。患者既往有血栓闭塞性脉管炎病史 3 年，因近日病证加重前来诊治。张师刻诊：患肢皮肤红肿、灼热，足背动脉搏动消失，患肢如煮熟之红枣，皮肤上起黄疱，渐变为紫黑色，呈浸润性蔓延，皮肤及足背肌肉萎缩，色黑而干枯，溃烂腐臭，疼痛剧烈，彻夜难眠，舌质红，苔黄腻，脉洪数或细数。辨证属热毒炽盛，治以清热解毒、凉血活血、祛腐生肌。予：全当归 9g，金银花 30g，京元参 9g，川桂枝 4.5g，京赤芍 9g，干地龙 9g，吴茱萸 3g，鸡血藤 12g，怀牛膝 9g，连翘 21g，蒲公英 21g。14 帖，水煎服。服药 2 周后，患肢皮肤红肿、灼热感消退，疼痛较前减轻，夜寐差。去蒲公英，加夜交藤 12g、酸枣仁 9g，继服 2 周，患肢皮肤结痂，腐臭消失，夜寐安。

【按语】本案由热毒化火内郁而成。火毒内阻，血行不畅、瘀滞筋脉，故患肢红肿灼热而痛，溃烂腐臭。本证系火毒内郁，血行不畅，瘀阻经脉所致。《灵枢·痈疽》载："发于足指，名脱痈。其状赤黑，死不治；不赤黑，不死；不衰，急斩之，不则死矣。"热毒壅滞血脉，以致局部气血凝滞，经脉瘀阻不通，故见患肢末端暗红微肿、疼痛剧烈；火毒内郁，肉腐血败，故见患肢灼热、溃烂、腐臭，甚则脚趾节节脱落。故治宜重剂清热解毒为主，兼以活血通脉。

三十一、过敏性紫癜（紫斑）

【方药组成】

荆芥炭 9g	防风炭 9g	赤白芍各 9g
生甘草 4.5g	生地榆 12g	紫草根 12g
粉丹皮 9g	全当归 9g	仙鹤草 9g

【临证加减】

1. 本方适用于急性发作期，引起本病以风湿热为多。

2. 肠型者，便黑，可加炮姜炭 3g、黄芩炭 9g、阿胶珠 9g。

3. 关节型者，加木防己 12g、大生地 9g。

4. 肾型者，血尿，加大蓟炭、小蓟炭各 12g，赤小豆 30g，白茅根 15 ~ 30g。

5. 高热神昏者，加紫雪丹，小儿 1 ~ 2g，成人 2g。

【功效】祛风清热，凉血止血。

【主治】风热伤络型紫癜。起病较急，有咳嗽、咽痛、恶风、发热等，紫癜色鲜红，呈丘疹或红斑样，下肢与臀部为多，大小不一，高出皮面，伴有瘙痒，舌质红，苔薄黄，脉浮数。

【方解】本方化裁于《古今医鉴》中的连翘败毒散。方中荆芥炭、防风炭祛风解表，且炒炭用，收敛止血；赤芍凉血祛瘀，白芍养血敛阴，二药合用，一散一收，一泻一补，共奏清热凉血、活血化瘀、养血和营、柔肝止痛之功；生地榆清热凉血，仙鹤草收敛止血，二者合用，共奏清热凉血、收敛止血之功；生甘草清利咽喉；全当归补血活血；粉丹皮清热凉血，活血化瘀；紫草根凉血活血，解毒透疹，与赤芍、粉丹皮同用，治疗血热毒盛证候。诸药合用，共奏祛风清热、凉血止血之功。

【病案】邓某，女，汉族，36 岁。2004 年 8 月 21 日初诊。患者于 2004 年 8 月 13 日出现发热、咽痛，其后出现双下肢紫癜，呈对称性，后渐融合成片，无腹痛，无关节疼痛。来诊时张师查其双下肢紫癜，微恶风寒，咽痛口渴，不发热，尿色正常，大便通畅，舌红，苔薄黄。测血压110/70mmHg。查尿常规：尿蛋白（+），潜血（+++），红细胞32个/HP，尿蛋白定量0.83g/24h。肾功能：肌酐63.30μmol/L。血常规：血小板计数214×10^9/L。辨证属风热伤络，治以祛风清热、凉血止血。予：荆芥炭9g，防风炭9g，赤白芍各9g，生地榆12g，紫草根12g，粉丹皮9g，当归9g，仙鹤草9g，金银花9g，连翘9g，麦冬9g，生甘草4.5g。服药7剂后，患者紫癜明显减退，咽痛口渴明显好转，舌稍红，苔薄黄。查尿常规示尿蛋白（±），潜血（++），红细胞12个/HP。上方加大小蓟各9g、白茅根15g，服10剂后紫癜已全褪去。

【按语】过敏性紫癜是以皮肤紫癜、出血性胃肠炎、关节炎及肾损害为表现的疾病。过敏性紫癜引起的肾损害称过敏性紫癜性肾炎，属于中医“发斑”“尿血”“水肿”等范畴。发病之初，多有外感或感受药邪。《诸病源候论·伤寒病诸候上·伤寒斑疮候》云：“热毒乘虚，出于皮肤，所以发斑疮隐轸如锦文。”病机多为患者素有血热，复因外感、饮食、虫毒、药物或化学毒素等触动，即病因多与风、湿、热、毒邪有关。本案患者起居不慎，感受风热之邪，加之素有血热，风热搏结，灼伤血络，以致迫血妄行，外溢肌肤，内伤及肾，故表现为紫癜、尿血等。以连翘败毒散加减治之，既祛邪又扶正，切中病机要点。

三十二、血小板减少性紫癜（血证）

【方药组成】

太子参 9g　焦白术 9g　茯苓神[各] 9g

当归身 9g　炒白芍 9g　大生地 9g

炒枣仁 9g　旱莲草 12g　阿胶珠 9g

大　枣 3 枚

【临证加减】

1. 面晄舌淡，偏阳气不足者，加黄芪 9g、鹿角霜 9g、补骨脂 9g；进步可用斑龙丸。

2. 如龈血口臭，阳明胃热者，去太子参、焦白术，加生地 12g、元参 9g、板蓝根 9g（完全虚象不用板蓝根），甚者加生石膏 30g。

【功效】补气摄血。

【主治】鼻血淡红，或兼齿衄、肌衄，伴神疲乏力，面色晄白，头晕心悸，夜寐不宁，舌淡，脉细无力。

【方解】本方化裁于《济生方》中的归脾汤。方中太子参、焦白术益气健脾，茯苓、茯神健脾补气、养心安神（脾为后天之本、气血生化之源，脾健则化生气血）；当归身、阿胶珠、炒枣仁补血养心；炒白芍养血和营；大生地清热凉血；配以旱莲草凉血止血；煎加大枣，调和脾胃，以助气血生化。诸药配伍，心脾得补，气血得养，共奏补血养血、凉血止血之功。

【病案】曹某，女，汉族，20岁。1998年1月20日初诊。患者18岁时无明显诱因出现全身散在皮疹，主要分布在前胸、后背及双下肢，压之不褪色，无外伤史，无过敏史；就诊于市医院，多次化验血常规提示血小板计数减少，骨髓检查示巨核细胞数增多。诊断为血小板减少性紫癜，服用西药治疗后得以控制。本次因劳累后复发，见双下肢出现紫斑、纳差、神疲、面黄欠华、夜寐差，口服西药治疗后效果不佳，遂来就诊。张师查其舌苔淡白，脉沉细。辨证属气不摄血，治以补气摄血。予：太子参9g，焦白术9g，茯苓神各9g，当归身9g，炒白芍9g，大生地9g，炒枣仁9g，夜交藤12g，旱莲草12g，阿胶珠9g，黄芪9g，鹿角霜9g，补骨脂9g，大枣3枚。煎服，每日1剂。半月后复诊，双下肢紫癜基本消退，诸症改善。

【按语】中医学认为，血小板减少性紫癜由热毒内伏营血导致，且根据出血部位不同，可分为肌衄、齿衄、鼻衄、舌衄、便血、尿血等。病久则出现气血亏虚，脾肾两虚，统摄无权，离经之血溢于肌肤，则成瘀血。所以，治疗时应根据“气为血之帅，血为气之母”这一气血互生之理，在益气的同时加养血药，佐以益精气之药助生髓，从而达到既止血又生血的目的。本案患者紫癜反复，乃久病不愈，脾不统血，血不归经，离经之血外溢皮肤所致；气为血帅，气行血行，血为气之母，血去则气无所依，如斑点淡暗为气虚血运不畅，血瘀脉络所致；面色少华为气血不足，无以充养所致。本方在健脾益气的归脾汤基础上，加入阿胶珠补血，白芍养血，生地凉血，旱莲草止血。诸药配伍，共奏健脾益气、补血养心、凉血止血之效。

三十三、癔病（脏躁）

【方药组成】

炙甘草 9g　　淮小麦 30g　　大红枣 5 枚

炒枣仁 9g　　肥知母 9g　　白百合 12g

白龙骨 30g　　煅牡蛎 30g

【临证加减】肝苦急，急食甘以缓之，用甘麦大枣汤；以酸补之，以酸泄之，用酸枣仁汤。药理研究证实，白芍、百合有调节自主神经的作用。病情严重时，可加白芍，且用量要重（21～30g）。

【功效】养心安神，和中缓急。

【主治】脏躁。精神恍惚，常悲伤欲哭，不能自主，心中烦乱，睡眠不安，甚则言行失常，呵欠频作，舌淡红苔少，脉细微数。

【方解】本方化裁于《金匮要略》中的甘麦大枣汤。方中淮小麦，取其甘平之性，补心养肝，益阴除烦，宁心安神，正如《灵枢·五味》所载“心病者，宜食麦”；炙甘草甘平，补养心气，和中缓急；大红枣甘温质润，益气和中，润燥缓急；三药相合，养心神。再配以炒枣仁、白百合宁心安神；肥知母清热泻火，生津润燥；白龙骨、煅牡蛎重镇安神。诸药合用，共奏养心安神、和中缓急之功。

【病案】张某，女，汉族，80岁。2002年3月10日初诊。患者家属诉其反复发作头晕、头闷不清伴间歇性惊恐不安、胡言乱语、精神错乱多年，曾经在精神病专科医院诊断为癔病、焦虑抑郁症，间断口服卡马西平等抗精神病药物，效果不明显。既往有高血压、冠心病、脑梗死病史，规律服用降压药及冠心病预防药物，血压控制可。张师会诊，刻下：神志清楚，情绪低落，间断性头晕、头闷不清，间歇性胸闷憋气、惊恐不安，无胸痛，偶有腹胀，全身乏力，纳眠差，二便正常，神经查体无异常，舌暗红、苔黄，脉细滑。予：淮小麦30g，炒枣仁9g，肥知母9g，白百合12g，白龙骨30g，煅牡蛎30g，炙甘草9g。服药7剂后，头晕、惊恐症状好转，胃纳一般，时有胸闷、乏力不适。上方加黄芪15g，山药12g，莲子9g，麻仁9g，路路通12g，珍珠母21g，竹茹9g，石菖蒲12g，远志12g，合欢花12g，合欢皮12g，夜交藤12g。继服3周后，诸症好转。

【按语】本案患者以神经系统狂躁抑郁表现为主，乃少阳郁火上扰心神所致。方中加石菖蒲，缘于《神农本草经》谓其“开心孔，补五脏，通九窍，明耳目，出音声。久服轻身，不忘，不迷惑，延年”，合竹茹、远志清热化痰，开窍醒神，宁神益志。

三十四、失眠、神经衰弱一（不寐）

【方药组成】

北沙参 9g	京元参 9g	紫丹参 9g
大生地 9g	朱麦冬 9g	炒枣仁 9g
炒知母 9g	云茯神 9g	炙甘草 4.5g
灵磁石 30g	青龙齿 12g	

【临证加减】本方适用于脉数、舌红、烦燥者，阴虚内热用天王补心丹，进步用黄连阿胶鸡子黄汤。

【功效】滋阴养血，补心安神。

【主治】阴虚血少，神志不安证。心悸怔忡，虚烦失眠，神疲健忘，或梦遗，手足心热，口舌生疮，大便干结，舌红少苔，脉细数。

【方解】本方化裁于《校注妇人良方》中的天王补心丹。方中大生地甘寒，滋阴养血，清虚热；北沙参、朱麦冬滋阴清热；炒知母滋阴生津而润燥；京元参滋阴降火，以制虚火上炎；上药共治阴虚之本。炒枣仁、云茯神养心安神，炙甘草补气生血，共助大生地滋阴补血以养心安神；紫丹参养心血而活血，可使诸药补而不滞；青龙齿、灵磁石镇心安神，兼治其标。诸药相伍，共奏滋阴养血、补心安神之功。

【病案】江某，男，汉族，40 岁。2002 年 7 月 14 日初诊。患者主诉长期出现心烦不寐，入睡困难，心悸多梦，辗转反侧，伴头晕耳鸣，腰膝酸软，咽干少津。张师查其舌质红，苔薄，脉细数。辨证属阴虚血亏，治以滋阴养血、补心安神。予：北沙参9g，京元参9g，紫丹参9g，大生地9g，朱麦冬9g，炒枣仁9g，炒知母9g，云茯神9g，灵磁石30g，青龙齿12g，炙甘草4.5g。14帖，水煎服。服药2周后，诸症好转。

【按语】本案病位在肾。肾水亏虚，不能上济于心；心火炽盛，不能下交于肾。阴虚血少，心失所养，故心悸、失眠；阴虚生内热，虚火内扰，故见咽干少津。《古今名医方论》曰："心者主火，而所以主者神也。神衰则火为患，故补心者必清其火而神始安。"本案用药以天王补心丹为基础方加减。生地黄滋阴养血；北沙参、麦冬滋阴清热；酸枣仁养心安神；炙甘草补气，使气旺则血自生；茯神养心安神，又可交通心肾；元参滋阴降火，以制虚火上炎；丹参养心活血，使补而不滞；磁石、龙齿镇心安神。全方共奏滋阴清热、养心安神的功效。

三十五、失眠、神经衰弱二（不寐）

【方药组成】

潞党参9g　　炒白术9g　　朱茯神9g
当归身9g　　炒白芍9g　　炙甘草4.5g
炒枣仁9g　　炙远志6g　　广木香2.4g
大　枣5枚

【临证加减】本方适用于脉小、舌淡、神疲者，为归脾汤之变方。

【功效】益气补血，健脾养心安神。

【主治】心脾气血两虚证。心悸怔忡，健忘失眠，盗汗虚热，食少体倦，面色萎黄，舌淡，苔薄白，脉细弱。

【方解】本方化裁于《济生方》中的归脾汤。方中潞党参补中益气，养血生津；炒白术补气健脾；当归身补血和血；炒白芍养血敛阴；炒枣仁宁心安神，与朱茯神、炙远志相伍，补心血、安神志之力更强；佐以理气醒脾之广木香，与诸补气养血药相伍，可使其补而不滞；炙甘草益气和中，煎加大枣，调和脾胃，以助气血生化。诸药配伍，共奏益气补血、健脾养心安神之功。心脾得补，气血得养，则诸症自除。

【病案】万某，男，汉族，34 岁。2000 年 1 月 14 日初诊。患者年前开始失眠，每夜入睡困难，多梦易醒，醒后难以再次入睡。伴心慌心悸，乏力神疲，饮食无味，面色无华。无咳嗽咳痰、无腹胀腹痛、无发热畏寒等。张师查其面色无华，舌淡，苔薄白，脉细弱。辨证为心脾气血两虚，治以益气补血、健脾养心安神。予：潞党参 9g，炒白术 9g，朱茯神 9g，当归身 9g，炒白芍 9g，炒枣仁 9g，炙远志 6g，广木香 2.4g，炙甘草 4.5g，大枣 5 枚。服药 7 剂后，夜寐安，面色好转。

【按语】不寐病位主要在心，与肝、脾、肾关系密切。如劳倦太过则伤脾，过逸少动亦致脾虚气弱，使运化不健，气血生化乏源，不能上奉于心，以致心神失养而失眠。或因思虑过度，伤及心脾，心伤则阴血暗耗，神不守舍。本案病位在脾，脾伤则食少、纳呆，使生化之源不足，营血亏虚，不能上奉于心，而致心神不安。方中潞党参、炒白术皆为补脾益气之要药，当归身补血养心，炒枣仁宁心安神，佐以朱茯神养心安神，炙远志宁神益智；更佐理气醒脾之广木香，与诸补气养血药相伍，可使其补而不滞。心脾得补，气血得养，则诸症自除。

三十六、癫痫发作（痫病）

【方药组成】

胆南星 4.5 ~ 9g	生香附 9g	法半夏 9g
薄橘红 4.5g	朱茯神 9g	炙远志 9g
炒枳实 6g	鲜竹茹 9g	广郁金 9g
细石菖蒲 3g	金礞石 9g	

【功效】清热，涤痰，开窍。

【主治】癫痫痰火内闭证。心烦失眠，咳痰不爽，内热，口臭，便秘，舌红，苔黄腻，脉弦滑数。

【方解】本方化裁于《奇效良方》中的涤痰汤。方中法半夏辛温而燥，燥湿化痰，降逆和胃，散结消痞，“为治湿痰之主药”（《本草从新》）；湿痰既成，阻滞气机，故以薄橘红辛苦温燥，理气行滞，燥湿化痰，乃“治痰先治气，气顺则痰消”之意；胆南星清热化痰，息风定惊；鲜竹茹清热化痰；细石菖蒲开窍豁痰，醒神益智；金礞石坠痰下气，平肝镇惊，用于治疗顽痰；朱茯神、炙远志交通心肾，开心气而宁心安神，通肾气而强志不忘；炒枳实行气，广郁金、生香附疏肝解郁。诸药合用，共奏清热、涤痰、开窍之功。

【病案】尹某，男，汉族，30 岁。2001 年 2 月 10 日初诊。患者既往有癫痫病史。发作时惊叫，四肢抽搐，口吐白沫，汗出。夜睡呓语不休，且乱梦纷纭，精神不安，二便正常。张师会诊，视其人神情呆滞，面色发青，舌质红，舌苔黄腻相间，脉象弦滑。辨为痰火内扰，治宜涤痰清火、镇惊安神。予：胆南星 4.5g，生香附 9g，法半夏 9g，薄橘红 4.5g，朱茯神 9g，炙远志 9g，炒枳实 6g，鲜竹茹 9g，广郁金 9g，细石菖蒲 3g，金礞石 9g。14 帖，水煎服。服药 2 周后，患者面色好转，神情正常。

【按语】本案痰火内发而上扰心神，致心肝神魂不得潜敛。惊恐等情志因素可诱发癫痫。《临证指南医案》认为，癫痫“或由惊恐……以致内脏不平，经久失调，一触积痰，厥气内风，猝焉暴逆”而发。用涤痰汤加减治疗，取其清热、涤痰、开窍之功。

三十七、面神经麻痹（面瘫）

【方药组成】

白附子 4.5g	西羌活 4.5g	炙僵蚕 9g
全当归 9g	茯苓神[各] 9g	丝瓜络 6g
炒川芎 4.5g	蜈蚣 1 条	

【临证加减】

1. 舌红苔净者，津液已伤，加天花粉 12g、玉竹 9g。

2. 苔腻有痰者，加半夏 9g，橘红、橘络各 4.5g，甚者加南星 9g。

3. 抽搐风盛者，加生石决明 18g、紫贝齿 12g、嫩钩藤 9g。

4. 上方可以碾粉而为散剂，引经药蜈蚣最好，或用全蝎 2.4 ~ 3g，常用量 2.1 ~ 3g。

【功效】祛瘀化痰，通经活络。

【主治】风痰阻于头面经络所致口眼㖞斜。

【方解】本方化裁于《杨氏家藏方》中的牵正散。方中白附子辛温燥烈，入阳明走头面，祛风化痰；西羌活祛风胜湿，炒川芎祛风止痛，二者配伍尤治头面之风；炙僵蚕、蜈蚣均能祛风止痉，其中蜈蚣长于通络，炙僵蚕并能化痰；茯苓健脾，茯神宁心；全当归补血活血；丝瓜络加强通络功效；或用热酒调服，可宣通血脉，并能引药入络，直达病所，以为佐使。诸药合用，使风散痰消，经络通畅，则口眼㖞斜得以复正。

【病案】胡某，男，汉族，41 岁。1999 年 11 月 2 日初诊。患者自述面神经麻痹十余天，口眼㖞斜，并且伴失眠、头痛、头晕、耳鸣等症状。患者脉弦，舌质暗，舌体胖，舌苔略厚腻。中医证属气虚血瘀，痰阻经络。予：白附子 4.5g，西羌活 4.5g，炙僵蚕 9g，全当归 9g，茯苓、茯神各 9g，丝瓜络 9g，炒川芎 4.5g，蜈蚣 1 条。服药 7 剂后，诸症减退。

【按语】中医认为，面神经麻痹乃“正气”相对虚于内，头面部受风寒之邪侵袭，导致筋脉失养而成。其病理变化：患者在劳累和体力下降的情况下，正气相对虚于内，脉络空虚，加之头面部受风寒之邪侵袭，导致经络阻滞，气血痹阻，筋脉失养，而见口眼㖞斜诸症。“治风先治血”，故以全当归、丝瓜络养血活血；西羌活、炒川芎疏风止痛，蜈蚣、炙僵蚕化痰止痉，白附子温通散寒止痛，茯苓、茯神健脾宁心安神。全方共奏祛风化痰、活血通络之效，使风邪去、痰瘀除，经脉通而血行畅，筋脉获养而面瘫得愈。

三十八、偏头痛（头痛）

【方药组成】

杭菊花 6g　　香白芷 9g　　炒川芎 9g

北细辛 3g　　西羌活 9g　　川藁本 9g

生石膏 30g　　细茶一撮

【临证加减】

1. 偏头痛可用菊花茶调散、芎芷石膏汤。

2. 风类引经药用量要轻。

【功效】疏风止痛，清泻郁热。

【主治】偏头痛、血管性头痛、慢性鼻炎头痛等属于风邪所致者。

【方解】本方化裁于《医宗金鉴》中的芎芷石膏

汤。方中生石膏、杭菊花清热平肝，炒川芎活血行气、祛风止痛，配合香白芷、川藁本、西羌活、北细辛，共奏解表散寒、祛风除湿、止痛之效。其中，香白芷用于阳明头痛（前额痛及眉心痛），川藁本用于厥阴头痛（头顶或两侧痛），西羌活用于太阳头痛（后脑牵连颈项肩背痛），北细辛用于少阴头痛。煎加细茶一撮，“泻热清神”（《药性切用》）。诸药合用，共奏疏风止痛、清泻郁热之功。

【病案】胡某，男，汉族，41 岁。1998 年 11 月 2 日初诊。患者诉患偏头风 10 余年，每遇冷风则头痛发作，头痛如劈，十分痛苦，反复延医，仍反复发作。西医诊断为血管神经性头痛，予西比灵、尼莫地平片、加巴喷丁、卡马西平等药物口服，疗效不佳。1 周前因夜归受寒，再次发作。刻诊：头痛，以双侧太阳穴处明显，呈阵发性发作，锐痛，舌质红瘦偏暗，苔黄腻，脉弦。辨为风寒头痛，治宜疏风止痛、清泻郁热。予：杭菊花 6g，炒川芎 9g，北细辛 3g，川藁本 9g，乳香 9g，没药 9g，生石膏 30g，绿茶一撮。服药 7 剂后，头痛好转。

【按语】《素问·太阴阳明论》云：“伤于风者，上先受之。”故风邪外袭，常循经上扰于头而见头痛。予具有疏风止痛之功的芎芷石膏汤化裁，切中病机；随证加减可用于风寒、风热、风湿等外风所致头痛，但对于阴虚化风、肝阳化风等内风所致头痛则非本方所宜。

三十九、风湿性关节炎一（痛痹）

【方药组成】

川独活 4.5g	桑寄生 9g	西秦艽 9g
川桂枝 4.5g	炒赤芍 9g	北细辛 3g
粉防己 9g	海桐皮 9g	络石藤 12g

【临证加减】

1. 上肢痛者加桑枝 12g，下肢痛者加牛膝 9g，作引经药。

2. 舌淡脉缓者，属寒，可加制川乌 3g，甚者可川草乌并用、各 2.4 ~ 3g。

3. 病久其痛入络者，加当归 9g、鸡血藤 12g、生黄芪 12g。

4. 苔腻湿盛者，加苍术 9g、生薏苡仁 18g。

5. 舌边尖红者，内有蕴热，加知母 9g、忍冬藤 12g。

【功效】祛风除湿，通络止痛。

【主治】痹证日久，肝肾两虚，外感风寒湿邪之证。腰膝疼痛、肿胀，肢节屈伸不利，或麻木不仁，畏寒喜温，舌淡苔白，脉细弱。

【方解】本方由《备急千金要方》中的独活寄生汤和《症因脉治》中的桂枝芍药汤化裁加减而成，是临床治疗风湿性关节炎的基础方剂。方中川独活辛苦微温，善治伏风，除久痹，且性善下行，以祛下焦与筋骨间的风寒湿邪；桑寄生苦甘平，入肝、肾经，补肝肾，强筋骨，除风湿，通经络；西秦艽祛风湿，舒筋络而利关节；川桂枝温经散寒，通利血脉；炒赤芍苦微寒，归肝经，活血止痛而不伤中；北细辛入少阴肾经，长于搜剔阴经之风寒湿邪，又通经络除湿；粉防己味苦、辛，性寒，辛能行散，苦寒降泄，既能祛风除湿止痛，又能清热解毒消肿；海桐皮、络石藤为风药，周行于表，祛风通络。全方共奏祛风除湿、通络止痛之效。

【病案】吴某，男，汉族，53岁。2000年10月10日初诊。主诉阵发性四肢关节疼痛3个月余。于当地医院查类风湿因子阳性，血沉47mm/h，抗“O”1∶800，诊断为类风湿关节炎，服西药无明显缓解，渐至四肢关节疼痛频发，尤其是掌指关节、腕关节、踝关节等僵硬变形，剧烈疼痛，不能入睡，晨起加重，生活不能自理。遂前来就诊。张师查其舌淡苔白、脉细弱，认为其本乃肝肾不足，复外感风寒湿邪，故治拟滋肝益肾、祛风通络。予：川独活4.5g，桑寄生9g，西秦艽9g，川桂枝4.5g，北细辛3g，海桐皮9g，络石藤12g，川乌3g。水煎400ml，早晚各1次，顿服。1周后复诊：关节疼痛明显减轻，去川乌，加全当归9g、酸枣仁9g，养血祛风，和营安神。

【按语】风湿性关节炎是一种系统性自身免疫性疾病，表现为关节滑膜发生炎症改变，破坏关节结构而最终导致关节畸形及功能的丧失，严重影响患者生活质量。本病属于中医学“尪痹”范畴，如《金匮要略·中风历节病脉证并治》所云“诸肢节疼痛，身体魁羸”，发病关键为肝肾不足、筋骨痿缓，风寒湿邪乘虚侵袭，客于经脉筋骨关节，致骨质受损、关节变形，而病情后期往往邪郁化热，损及肝肾，致筋挛肉削。患者年事已高，肝肾亏虚，加之外感风寒湿邪，侵袭筋骨关节，以致关节变形、疼痛剧烈。方选独活寄生汤合桂枝芍药汤加减，以滋补肝肾，祛风除湿，通络止痛。

四十、风湿性关节炎二（热痹）

【方药组成】

粉防己 12g	川桂枝 4.5g	生石膏 30g
西秦艽 9g	京赤芍 9g	干地龙 9g
晚蚕沙 9g	通　草 3g	忍冬藤 12g

【临证加减】本方乃治疗风湿热痹之方，祛风热，凉血和营，用一味桂枝以通阳调营，用忍冬藤、地龙、蚕沙祛风通络清热。临证可以分上下肢而加减使用一些清热宣痹的药物，伤阴者可酌加生地、玉竹。上肢痛者可用桑枝、鹿衔草。在此方中避免使用羌独活等辛温之品。

【功效】祛风通络，凉血和营。

【主治】热痹。风湿相搏，一身尽痛，复误汗伤表，误下伤里，渴思凉饮，得饮反停，胁胀胸痛，面赤舌绛。

【方解】本方化裁于《吴鞠通医案》中的木防己汤；因木防己现禁用，遂改用粉防己。方中粉防己利水消肿，祛风止痛；川桂枝温经散寒，通利血脉，以通阳调营；京赤芍活血止痛而不伤中；生石膏清泄肺胃，兼透热生津；西秦艽祛风湿，退虚热；忍冬藤、通草、干地龙、晚蚕沙祛风通络清热。诸药合用，共奏祛风通络、凉血和营之功。

【病案】刘某，女，汉族，65 岁。2000 年 11 月 11 日初诊。主诉发热年余，加重伴关节疼痛 7 天。患者 1 年前无明显诱因出现反复发热，体温多在 38℃以上，伴口干乏力，易患感冒，咽痛不爽；3 周前加重，体温达 40℃以上，于外院查白细胞计数 3.3×10^9/L，中性粒细胞百分比 75%，抗“O” 1∶800，血沉 90mm/h；经治疗无明显好转，渐出现关节疼痛，尤以腕关节疼痛显著。前来就诊，张师查其舌质淡红，苔微黄，脉细数滑，认为风湿热相搏，瘀阻脉络，流注关节，不通则痛。予：粉防己 12g，川桂枝 4.5g，生石膏 30g，西秦艽 9g，京赤芍 9g，干地龙 9g，晚蚕沙 9g，通草 3g，忍冬藤 12g，桑枝 9g，柴胡 15g，黄芩 9g，生地黄 15g。水煎 400ml，早晚各 1 次，顿服。1 周后复诊：热退，关节疼痛明显减轻，口干好转。证为余邪未尽，久病体虚，去石膏，加生黄芪、炙黄芪各 15g。

【按语】风湿性关节炎早期以病变关节疼痛和红肿为主，多以急性发热及关节疼痛起病，典型表现为轻度或中度发热，游走性多关节炎，受累关节多为膝、踝、肩、肘、腕等大关节，常见由一个关节转移至另一个关节，病变局部呈现红、肿、灼热、剧痛。中医辨证属于风湿热证，缘于感受风热病邪，温毒上受；根据“热者寒之”的治疗原则，以祛风通络、凉血和营为主。

四十一、肌无力及肌萎缩（痿病）

【方药组成】

生黄芪 9g　川桂枝 4.5g　赤白芍各 9g

仙灵脾 9g　炙龟甲 12g　炒熟地 9g

锁　阳 9g　盐知柏各 9g　鸡血藤 12g

蜣螂虫 4.5g

【临证加减】

1. 本方由黄芪桂枝五物汤合健步虎潜丸化裁而成。上两方是治疗虚劳血痹的方子。对于痿病，应养血、调益心脾（脾主肌肉四肢），故上两方亦可用于治疗痿病。健步虎潜丸是治肝肾阴虚、湿热为主的方子。

2. 如果证属阳虚为主，可以去健步虎潜丸而加入八珍汤类方。

【功效】益气活血，填精补髓。

【主治】痿病。肢体筋脉迟缓，软弱无力，不能随意运动或伴有肌肉萎缩。

【方解】本方化裁于张仲景《金匮要略·血痹虚劳病脉证并治》中的黄芪桂枝五物汤和《伤科补要》中的健步虎潜丸。方中生黄芪甘温益气，补在表之卫气；川桂枝散风寒而温经通痹，与生黄芪配伍，益气温阳，和血通经（川桂枝得生黄芪，益气而振奋卫阳；生黄芪得川桂枝，固表而不致留邪）；白芍养血和营，与川桂枝合用，调营卫而和表里；炙龟甲、炒熟地填补精血；赤芍补益气血；仙灵脾、锁阳温壮肾中阳气；鸡血藤活血通络且能补益肝肾，合蜣螂虫活血祛瘀；盐知母、盐黄柏泄热，又调济诸药，不使过热过燥。诸药合用，共奏益气活血、填精补髓之效。

【病案】张某，男，60岁。2000年1月5日初诊。主诉：双眼睑下垂20天。患者20天前出现右上眼睑下垂，10天前波及左上眼睑，晨轻暮重，在某医院诊断为重症肌无力。现症见：心烦，纳可，眠差，醒后再难入睡，二便调，舌淡苔薄黄，脉沉弦细。辨证属于痿病范畴。处方：生黄芪15g，川桂枝4.5g，赤白芍各9g，仙灵脾9g，炙龟甲12g，炒熟地9g，全当归9g，鸡血藤12g，川芎9g，生姜3片，大枣3枚。服药10剂后，诸证皆除。

【按语】肌无力和肌萎缩属于中医“痿病”范畴，是因外感或内伤，使精血受损，肌肉筋脉失养，以致肢体筋脉弛缓、软弱无力、不能随意运动或伴有肌肉萎缩的一种病证。病因有外感与内伤两类。外感方面，多由温热毒邪或湿热浸淫，耗伤肺胃津液而成本病。内伤方面，多为饮食或久病劳倦等因素，损及脏腑，导致脾胃虚弱、肝肾亏损。本病以虚为本，或虚实错杂。治疗时要结合标本虚实传变，扶正主要在于调养脏腑、补益气血阴阳，祛邪重在清利湿热与温热毒邪。在治疗过程中还要兼顾运行气血，以通利经脉，濡养筋脉。

四十二、脑卒中后遗症（中风后遗症）

【方药组成】

生黄芪 30g	全当归 12g	炒赤芍 12g
桃仁泥 9g	草红花 6g	炒川芎 4.5g
干地龙 9g	嫩桑枝 12g	怀牛膝 9g

【临证加减】本方治疗血压不甚高者为宜。如舌绛，脉弦劲，阴虚阳亢者，生黄芪不宜；因未见阳气虚，不宜用生黄芪。关于生黄芪，量大可降压，但仍应依中医辨证来用药。

【功效】补气活血通络。

【主治】气虚血瘀型中风。半身不遂，口眼㖞斜，言语謇涩，口角流涎，小便频数或遗尿不禁，舌暗淡，苔白，脉缓无力。

【方解】本方化裁于《医林改错》中的补阳还五汤。补阳还五汤中重用生黄芪，甘温大补元气，使气旺以促血行，则瘀去络通，为君药；全当归活血通络而不伤血，为臣药；炒赤芍、炒川芎、桃仁泥、草红花助全当归活血祛瘀，为佐药；干地龙通经活络，力专善走，并引诸药之力直达络中，为佐使药。伍嫩桑枝祛风湿、利关节；配怀牛膝补益肝肾，强腰膝，活血，引血下行。合而用之，则气旺、瘀消、络通，诸症可愈。

【病案】李某，男，汉族，58 岁。1998 年 10 月 4

日初诊。患者因右侧基底节区脑梗死后出现左侧肢体活动障碍3个月余，由轮椅推入就诊。张师诊其面色白，表情淡漠，少气懒言，言语謇涩，智能衰退，记忆力严重下降，性格剧变，易怒多疑，腰膝酸软，纳差眠可，二便正常。查体：左侧肢体肌力Ⅳ级，肌张力明显升高。舌体偏向左，舌暗淡苔略厚，脉缓细无力。既往有原发性高血压和2型糖尿病病史，目前血压、血糖控制良好。此属“中经络”，辨证为气虚血瘀、痰瘀阻络，治以益气活血、化痰通络。予：生黄芪30g，全当归12g，炒赤芍12g，桃仁泥9g，草红花6g，炒川芎4.5g，干地龙9g，嫩桑枝12g，怀牛膝9g，胆南星12g，益智仁12g，石菖蒲12g，生甘草6g。服药2周后，精神好转，但述胸闷痰多，言语不清，舌质暗淡苔腻，脉较前有力。辨证为气虚痰阻，上方生黄芪加至50g以增强补气力度，合用二陈汤运脾化痰，加远志10g化痰开窍。继续服药2周后，精神明显好转，胸闷痰多症状基本消失，能自行在室内缓慢行走。

【按语】本案之中风，由正气亏虚，气虚血滞，脉络瘀阻导致。正气亏虚，不能行血，以致脉络瘀阻，筋脉肌肉失养，故见半身不遂。正如《灵枢·刺节真邪》所言：“虚邪偏客于身半，其入深，内居荣卫，荣卫稍衰，则真气去，邪气独留，发为偏枯。”气虚血瘀，舌本失养，故言语謇涩；舌暗淡、脉缓细无力，为气虚血瘀之象。本案以气虚为本，血瘀为标，即王清任所谓“元气既虚，必不能达于血管，血管无气，必停留而瘀”，非独用活血化瘀或补益之品所宜。治当以补气为主，活血通络为辅。

四十三、外伤（跌打损伤）

【方药组成】

当归尾[酒洗] 9g	京赤芍[酒洗] 9g	炒川芎 6g
川桂枝 4.5g	桃仁泥 9g	草红花 4.5g
制乳没[各] 4.5g	落得打 9g	千年健 9g

【临证加减】

1. 此方为治疗外伤的通用方。若伤在胸部应加调气药，如柴胡、香附、苏梗、乌药、橘络、郁金。

2. 骨折骨碎时，用自然铜 9g、蟹爪甲 9g；配丸药时可用接骨螃蟹 10～30 只，蛋壳也可用。

【功效】活血化瘀，行气止痛。

【主治】各种跌打损伤，证属瘀血阻络者。临床表现以外伤后肢体疼痛，痛如针刺，痛有定处，舌质暗红，或舌有瘀斑、瘀点，脉涩或弦紧为主。

【方解】此方由《医林改错》中的血府逐瘀汤化裁而成。方中桃仁泥破血行滞而润燥，草红花活血祛瘀以止痛；制乳香、制没药为宣腑通络之要药，且可调节脏腑气血（《医学衷中参西录》言：“乳香、没药……诸凡脏腑中有气血凝滞，二药皆能流通之”）；京赤芍、炒川芎助桃仁泥、草红花活血祛瘀；全当归养血益阴；落得打、千年健为张师临床经验用药，其中落得打既可行血止血、活血消肿止痛，又有清热解毒利水的功效，而千年健有祛风湿、壮筋骨的功效；川桂枝助阳化气，温通经脉。全方共奏活血化瘀、行气止痛之功。

【病案】张某，男，汉族，30 岁。2000 年 1 月 5 日初诊。因不慎摔倒致右踝扭伤 1 天。现症见：右踝肿胀疼痛，不能行走，无肢体无力，无肌肉萎缩，无发热咳嗽，无心慌气短，纳寐可，二便调。舌暗紫，苔薄白，脉沉涩。予：当归尾 9g，京赤芍 9g，炒川芎 6g，川桂枝 4.5g，桃仁泥 9g，草红花 4.5g，制乳没各 4.5g，千年健 9g，制香附 9g。服药 7 剂后复诊，肿胀明显减轻，疼痛好转；续服 3 剂后，痊愈。

【按语】中医外伤是指因跌仆、金刃损伤等致皮肉筋骨或内脏受伤的一类病证。《伤损论》："夫伤损必须求其源，看其病之轻重，审其损之浅深。凡人一身之间，自顶至足，有斫伤、打伤、跌伤及诸创伤者，皆有之。"临床表现以痛如针刺、痛有定处、肿胀、活动不便为主；病机在于血瘀阻络，气机郁滞，不通则痛；治疗原则以活血化瘀、行气止痛为主。

四十四、休克一（脱证）

【方药组成】

红人参 9g　　熟附片 9g　　山萸肉 21g

煅牡蛎 21g　　炙甘草 9g

【临证加减】本方适用于舌淡苔润者；血压不稳定

者，可加黄精 21 ~ 30g。

【功效】益气回阳固脱。

【主治】阳气暴脱证。四肢厥逆，冷汗淋漓，呼吸微弱，脉微欲绝。

【方解】本方化裁于《重订严氏济生方》中的参附汤。方中红人参大补元气，复脉固脱，为君药；熟附片辛甘大热，可以温壮心脾肾阳气，能救欲脱之真阳，为臣药；君臣相伍，药简（仅 2 味）却力强，大补元气且温壮元阳，既能上助心肺，又能下温肾命，还能中暖脾土，使阳气迅速得以温补，以达到益气回阳固脱的效果；山萸肉、煅牡蛎收敛固脱；炙甘草补气生血，养心复脉。诸药合用，共奏益气回阳固脱之功。

【病案】唐某，男，汉族，75 岁。1995 年 8 月 17 日初诊。患者长时间工作劳累，情绪低落，于前天出现嗜睡，次晨发现神志时明时昧，反应迟钝。查四肢厥冷，脉沉微欲绝，大汗淋漓，遂就诊于某医院，测血压 60/40mmHg，急予西药治之，不效。张师查其肢厥脉微，舌淡而润。治宜益气回阳固脱。处方：红人参 9g，熟附片 9g，山萸肉 21g，煅牡蛎 21g，炙甘草 9g。急煎 20 分钟后，频频服之。服药 1 小时后，精神逐渐好转；3 小时后，四肢转温，血压上升至 100/70mmHg。继服 2 剂，诸症消失而愈。

【按语】患者素体气虚，因情志突变，短时间内气机剧烈变化导致气机逆乱，中气下陷，清阳不升，则阳气不能温达四肢；且气虚则卫表不固，津液外脱，大汗淋漓，发为“气脱”，其脱之甚，则为“亡阳”。本案用山萸肉、煅牡蛎，以加强回阳益气，敛汗固脱。若条件许可，更可用高丽参替代红人参。

四十五、休克二（脱证）

【方药组成】

西洋参 4.5 ~ 9g　大麦冬 24g　五味子 4.5g

山萸肉 9g　炙甘草 4.5g　制黄精 21g

【临证加减】本方适用于舌红而光者，为气阴两伤者，如失血性休克或辨证不清时，可用独参汤。抢救休克时，先不用血分药。

【功效】益气复脉，敛阴生津。

【主治】气阴两亏，心悸气短，脉微自汗等。

【方解】本方化裁于《医学启源》中的生脉散。方中西洋参补气养阴、清热生津，用为君药；大麦冬甘、微寒，养阴清热，润肺生津，与西洋参相合则气阴双补，为臣药；五味子酸敛，既敛阴止汗，又能收敛耗散之肺气而止咳，为佐药。三药合用，一补一润一敛，既补气阴之虚，又敛气阴之散，使气复津生，汗止阴存，脉气得充，则可复生。山萸肉收涩固脱；炙甘草补气生血，养心复脉；制黄精补气养阴。全方共奏益气复脉、敛阴生津之功。

【病案】张某，女，汉族，60 岁。1990 年 5 月 11 日初诊。因夏季暑热，加以过度劳累，患者突然出现发热、汗出不止，疲乏无力，口渴喜饮，继而神志忽明忽昧，血压下降至70/50mmHg；某院急予西药抢救不效，后又配合中药人参仍不效。张师审视其证，病发夏季酷暑之时，又见发热汗出、神疲口渴，且予人参治之不效，舌质红，苔黄腻，脉虚而数。辨其为气阴两亏，治以益气复脉、敛阴生津。予：西洋参9g，麦冬24g，五味子4.5g，山萸肉9g，制黄精21g，炙甘草4.5g。服药1剂后，患者神志转清，汗止，精神仍萎靡；再连服1周后，症状消失。嘱患者平日增强体质，以抵御外邪，未病先防。

【按语】本案为感受暑热之邪，伤气耗津所致。暑邪为热邪，感之则腠理开泄，大汗伤阴，而气随汗泄，导致气阴两伤，故有汗多、体倦、气短、懒言、咽干、脉虚。其病虽不一，但气阴两伤之病机相同，以益气生津、敛阴止汗之法治之皆宜。本案用山萸肉、制黄精，以增敛汗固脱之功。

四十六、坐骨神经痛（腰痛）

【方药组成】

全当归9g	酒炒赤芍9g	炒川芎9g
北细辛3g	海风藤12g	粉防己9g
乌梢蛇9g	鸡血藤12g	川独活4.5g
桑寄生9g	怀牛膝9g	

【临证加减】

1. 如为感受风寒之初者，去乌梢蛇。

2. 舌苔白腻者，仍以风药为主，如羌活、独活、防风、荆芥、豨莶草、秦艽、片姜黄等。风能胜湿，但痹证之湿和中焦的湿不同，所以苍术之类的药只用1~2味即可。

3. 久病不愈舌淡者，可合用八珍汤或黄芪，养血祛风。

4. 久病入络者，可加用全蝎、地龙、土鳖虫等虫药，以逐瘀通络。

【功效】滋补肝肾，祛风通络，活血止痛。

【主治】外感风寒湿邪，外邪入络；或跌打损伤致瘀血阻络；或肝肾亏虚，经脉失养而致下肢疼痛、麻木、痉挛等。舌淡暗，苔薄，脉沉涩。

【方解】本方化裁于《备急千金要方》中的独活寄生汤。方中川独活辛苦微温，善于祛下焦风寒湿邪而除痹痛；北细辛辛温，长于发散阴经之风寒，搜剔筋骨之风湿；桑寄生、怀牛膝补肝肾，祛风湿，强筋骨；炒川芎、全当归、炒赤芍养血活血化瘀，赤芍酒炒则加强通络功效；海风藤、粉防己祛风除湿，通经止痛；鸡血藤行血补血，舒经活络；乌梢蛇加强搜风通络功效。诸药合用，共奏滋补肝肾、祛风通络、活血止痛之功。

【病案】张某，女，汉族，65岁。1997年9月11日初诊。主诉：腰部及左下肢隐痛年余。1周前患者下水劳作，感受风寒而使疼痛加剧，曾自用膏药及艾灸，但治疗效果不佳。刻下：腰部疼痛较前加重，左大腿后侧拘挛疼痛，舌淡暗，苔薄，脉沉涩。张师认为患者长期腰部及左下肢隐痛为肝肾不足所致“不荣则痛”，近期疼痛加剧缘于风寒湿侵袭、经络受阻，所谓“不通则痛”。予：全当归 9g，酒炒赤芍 9g，炒川芎 9g，北细辛 3g，海风藤 12g，粉防己 9g，乌梢蛇 9g，鸡血藤 12g，川独活 4.5g，桑寄生 9g，怀牛膝 9g。服药 3 剂后复诊，疼痛明显减轻。续予上述方药 7 剂，疼痛不显。

【按语】本病病变主要涉及肾脏，好发于中老年人，病性分为实证和虚证。实证多为风寒湿邪客于经络关节，气血运行不畅，导致“不通则痛”；虚证多为肝肾不足，气血不足，筋骨失于濡养而致“不荣则痛”。需注意病久常有瘀，临床治疗应兼活血。

四十七、多发性神经炎（肢痿）

【方药组成】

炒苍术 9g	炒黄柏 9g	生苡仁 30g
粉葛根 21g	西秦艽 9g	粉防己 9g
嫩桑枝 18g	海桐皮 12g	怀牛膝 12g

【临证加减】适用于本病的初期，后期恢复时，可辨证治疗。

【功效】清热燥湿，解表通络。

【主治】湿热下注所致痹病，症见足膝红肿、筋骨疼痛。

【方解】本方在《成方便读》中的四妙丸基础上化裁而来。方中炒苍术辛散苦燥，长于健脾燥湿；炒黄柏苦寒，取其苦以燥湿、寒以清热，且其性沉降，长于清下焦热湿；二药相伍，清热燥湿，标本兼顾。怀牛膝补肝肾，强筋骨；生苡仁祛湿热，利筋络；粉葛根解肌透热；再配以祛风清热药，西秦艽、粉防己、嫩桑枝、海桐皮祛风湿、清湿热、舒筋络、止痹痛。全方共奏清热燥湿之功，又可解表通络。

【病案】刘某，男，55 岁。1996 年 5 月 1 日初诊。主诉：双下肢麻木刺痛 6 个月。患者体型肥胖，既往糖尿病病史 10 余年，6 个月前双下肢出现麻木刺痛、呈袜套样分布，全身乏力，肌肉酸痛明显，小便黄，大便干结，舌红苔黄腻，脉滑数。处方：炒苍术 9g，炒黄柏 9g，生苡仁 30g，粉葛根 21g，西秦艽 9g，粉防己 9g，嫩桑枝 18g，海桐皮 12g，怀牛膝 12g，全当归 15g，生甘草 6g。

【按语】多发性神经炎是指各种不同病因引起的全身多数周围神经的对称性损害，主要表现为四肢远端对称性感觉、运动和自主神经障碍；属中医“痹病”范畴，是指人体肌表、经络感受风、寒、湿、热等引起的以肢体关节及肌肉酸痛、麻木、重着、屈伸不利，甚或关节肿大灼热等为主症的一类病证。临床上有渐进性或反复发作性的特点。主要病机是气血痹阻不通，筋脉关节失于濡养。

四十八、雷诺病（痹病）

【方药组成】

全当归 9g	川桂枝 4.5 ~ 9g	炒赤芍 9g
桃仁泥 9g	草红花 6g	熟附片 2.5 ~ 4.5g
北细辛 2.5 ~ 4.5g	吴茱萸 3g	生　姜 3 片

【临证加减】本方适用于典型的雷诺病，单有雷诺现象不用此方。

【功效】温经散寒，调和营卫。

【主治】患肢喜暖怕凉，遇冷则肢端皮肤呈苍白、青紫色，麻木胀痛，常有冷感，得温则缓。舌质淡胖，苔薄白，脉沉细或迟。

【方解】本方化裁于《伤寒论》中的当归四逆加吴茱萸生姜汤。当归四逆加吴茱萸生姜汤较当归四逆汤增加了温中止痛、理气燥湿的吴茱萸和散寒止呕的生姜，因此具有更强的温经逐寒之力。方中全当归既能养血，又能和血养血；川桂枝温通经脉、以畅血行，炒赤芍益阴和营，二味相配，内疏厥阴，调和营卫；北细辛散表里内外之寒邪；桃仁泥、草红花出自《医宗金鉴》桃红四物汤，其中桃仁泥入血分而破血行瘀，草红花活血通经、祛瘀止痛；熟附片补火助阳，逐风寒湿邪。钱天来曰："若其人平素内有久寒者，又为客寒所中，其痼阴沍寒，难于解散，故更加吴茱萸之性燥苦热，及生姜之辛热以泄之，而又以清酒辅助其阳气，流通其血脉也。"

【病案】张某，男，汉族，32岁。1998年12月16日初诊。患者4年前于冬季冻伤，面部青紫斑斑，鼻尖、耳郭紫红，两手青紫及腕际，指尖更甚，有麻木冷痛感。烤火后色转红。每年冬季复发。张师查其舌淡，脉细微，体温35.6℃，予：全当归9g，川桂枝6g，炒赤芍9g，桃仁泥9g，草红花6g，熟附片3g，北细辛2.5g，吴茱萸3g，甘草3g，生姜3片。服药7剂后，双手转红润；继续服药2周后，面色亦红润，至今未复发。

【按语】四肢为诸阳之末，得阳气而温。患者年方三十，气血虽盛，然由于寒邪客于经脉，而致血瘀阻络。据其脉症，辨为寒伤厥阴，血脉凝滞，营卫失司，真阳不能温煦肌肤。故以当归四逆加吴茱萸生姜汤（去通草、大枣）温经散寒，调和营卫，加桃仁泥、草红花活血行瘀，熟附片补火助阳、逐风寒湿邪。诸药合用，温阳散寒，养血通脉。

四十九、房室传导阻滞（结脉证）

【方药组成】

生麻黄2.5～3g	熟附片1.5～1.8g	北细辛3g
川桂枝4.5～9g	桃仁泥9g	草红花4.5g
全当归9g	生　姜4.5g	宣木通2.4g

【临证加减】

1. 注意：附片分量一定要轻，因附片本身可引起房室传导阻滞。在此用附片不是祛寒而是温通经络，且麻、桂的用量一定要重于附片。

2. 本方适用于Ⅰ～Ⅱ度房室传导阻滞心率慢者。

3. 偏气虚者，加人参。

【功效】温阳益气，散寒活瘀。

【主治】疲倦乏力，心悸，眩晕，或晕厥，恶寒肢冷，腰膝酸软，舌淡或暗，苔白，脉弱或沉缓。重者可见胸闷气急，口唇发绀，下肢水肿。

【方解】本方化裁于《伤寒论》中的麻黄细辛附子汤。方中熟附片辛甘大热，温脾肾，助心阳；生麻黄辛温，发汗解表；川桂枝发汗解表，温经通阳；北细辛归肺肾二经，芳香气浓，性善走窜，通彻表里，既能祛风散寒而助麻黄解表，又可鼓动肾中真阳之气而助附子温里，合用则具宣上温下之功。四药合用，补散兼施，表散外寒之邪，温补在里之阳气。再以桃仁泥、草红花相须为用，一升一降，一散一收，活血祛瘀之力倍增，并有活血生新、消肿止痛之功，入心可散血中之滞；全当归补血活血止痛；宣木通则通利血脉；生姜解表散寒温中。诸药温而不燥，走而不散，共奏温阳益气、散寒活瘀之功。

【病案】李某，女，57岁。1998年12月5日初诊。患者既往患冠心病、房室传导阻滞5年。5年来时有胸闷心悸，间断服用西药及冠心苏合丸、心血康等中成药，或可缓解，但每因烦劳或外感而复发。近10余日来复发较重，心悸气短，胸闷肢凉，遂求服中药。张师诊其面目晦滞、有欲寐之象、舌淡而暗、脉沉而迟，认为此乃少阴心悸。予：炙麻黄4.5g，熟附片4.5g，北细辛2.5g，全当归9g，炙黄芪10g，太子参12g，川桂枝4.5g，桑寄生10g，生姜2片，大枣3枚。服药7剂后复诊，脉见稍起，心悸气短有减，遂去川桂枝、桑寄生，加云茯苓10g、广陈皮4.5g，继服7剂。三诊：胸闷心悸基本消失，脉转细缓。

【按语】房室传导阻滞患者既有心气不足、心血痹阻证，且大多数又有脾肾阳虚、血脉不畅之证。脾虚则气血生化无源，心之气血易亏；肾阳虚，既无力助心阳推动气血运行，又不能上奉温煦心阳，以致心阳愈虚，如此恶性循环致心肾阳衰，水气凌心。根据中医阳动阴静的理论，扶助心阳，温养气血，佐以养血活血之品，可以相得益彰。麻黄细辛附子汤用于外感发热脉沉之证，能温少阴心肾之阳，发太阳卫表之邪。本例见但欲寐而脉沉，知为少阴病，有心悸胸闷，知为宗阳不足，而脉迟舌暗则为气血不和，营卫必涩，故以麻黄细辛附子汤配以养血调营之川桂枝、全当归、炙黄芪、太子参等，并以桑寄生益肾气、达经络，交通内外，理法宗《伤寒》而用方自有变化。关木通因含马兜铃酸而致肾毒性，已被禁用，而宣木通与关木通极为相似，故临床常常也避免使用。

五十、病态窦房结综合征（心悸）

【方药组成】

净麻黄 2.5～3g	熟附片 1.8g	北细辛 3g
生黄芪 12g	紫丹参 1.5g	川桂枝 4.5g
柏子仁 9g	桃仁泥 9g	草红花 6g
降　香 9g	生　姜 2 片	

【临证加减】

1. 本方可以与前方对看，均以麻黄细辛附子汤为主，也是适用于慢速型者。

2. 附子用量以不超过 3g 为宜，不可以脉迟为寒所疑惑，因温经通心阳不可尽剂。（可用 9g，虚者只用 3g）

3. 久病不愈，常是气阴两伤，或阴阳两虚，可加生脉散，重用麦冬 30g，附子也可重用到 9g。阴药若重用，阳药量也应随之增加。附子、麻黄同用不发汗。

【功效】温经通阳，增脉复律。

【主治】心肾阳虚，气虚血瘀之心悸、胸痹；太阳、少阴两感，病偏少阴，属心肾里虚寒证。面色无华或萎黄，胸闷心悸，头昏乏力，四肢欠温，舌暗红或淡红、边有瘀斑，苔薄白，脉沉迟或结代而缓。

【方解】本方化裁于《伤寒论》的麻黄细辛附子汤。方中净麻黄宣散卫气通经络，经络通则阳气达也；熟附片温通经脉，温补肾阳以补心阳之亏虚，且肾阳为元阳，元阳充者心阳旺；北细辛辛温通达表里，祛风散寒，温肺化饮，外散风寒以治脉，温肺化饮以温肾；生黄芪补益肺脾气，俾气足则阳生，且性甘温而无生虚火、虚阳上浮之弊端；柏子仁养心安神，润肠通便，俾神静则心明，便通则肺气充，并防熟附片、北细辛辛温燥热伤阴；桃仁泥、草红花活血通经，祛瘀生新；川桂枝振阳通脉；紫丹参补血活血，降香入血分而下降，二者辛香疏络，开胸顺气；生姜主发散，主走而不守，与熟附片相配，走表回阳则已。诸药合用，共奏温经通阳、增脉复律之功。

【病案】华某，女，59岁。1996年7月17日初诊。患者于2年半前无明显诱因出现胸闷心慌，伴胸痛放射至后背，持续10分钟，遂去医院就诊，查心电图（ECG）未见明显异常，予辅酶Q_{10}营养心肌治疗，症状稍缓解，但反复，遂来就诊。刻下：时有胸闷心慌，平素畏寒怕冷，神疲乏力，胃纳一般，便秘，夜寐安。查ECG示窦性心动过缓。张师查其面色无华，舌暗红，苔薄白，脉沉迟。予：净麻黄3g，熟附片1.8g，北细辛3g，生黄芪12g，紫丹参1.5g，川桂枝4.5g，柏子仁9g，桃仁泥9g，草红花6g，生姜2片，全瓜蒌9g。14帖，水煎服。服药2周后，大便通畅，神疲乏力较前好转；继续服药半月余，胸闷心慌明显好转。

【按语】麻黄、附片、细辛、桂枝为张师治疗心悸脉结类疾病的预制配伍。实验研究表明，附片、细辛、麻黄不仅能增强窦房结自律性，还可以改善窦房结、房室结及希氏束的传导功能，而明显增快心率。然附片辛温燥烈，故用之当熟制或久煎。本案患者平素畏寒怕冷，刻下胸闷心慌、舌暗红、苔薄白、脉沉迟，此乃心肾阳虚、气虚血瘀，故予麻黄细辛附子汤温少阴心肾之阳，加黄芪益气，桃仁、红花活血行瘀，丹参活血通络，桂枝振阳通脉，柏子仁养心安神、润肠通便，瓜蒌宽胸散结、润肠，生姜温中散寒。诸药合用，共奏温经通阳、益气化瘀、增脉复律之功。

五十一、食管癌（癌病）

【方药组成】

旋覆花[包] 9g	代赭石 12g	姜半夏 9g
广橘皮 6g	淡竹茹 6g	急性子 6g
半枝莲 30g	白花蛇舌草 30g	

【临证加减】

1. 舌红，脉数，胃阴已伤者，加麦冬、石斛、沙参。

2. 舌淡，脉虚，脾气不足者，加党参、黄芪或人参。此病为防伤阴，不用白术。

3. 便血者，加白及、仙鹤草、地榆炭。

4. 便秘者，加全瓜蒌、火麻仁；实证者，可加川军；吞咽困难甚者，加硇砂 0.6g（冲）。硇砂为腐蚀性药物，非万不得已不可轻易使用。

5. 抗菌类中药，如龙葵、白英、蛇莓、半枝莲、石见穿、喜树，在消化道癌瘤中都可以用。

【功效】降逆和胃，解毒散结。

【主治】胃虚痰瘀阻滞气逆证。胃脘痞闷或胀满，按之不痛，噫气不除，或频繁嗳气，呃逆，甚则噎膈，呕吐，舌淡，苔白滑，脉弦而虚。

【方解】本方化裁于《伤寒论》中的旋覆代赭汤。方中旋覆花性微温而能下气消痰，降逆止噫；代赭石质重而沉降，善重镇降逆；上述二药合用，降气化痰，以为君臣；佐以姜半夏、淡竹茹、广橘皮，增强和胃降逆止呕之力。又因本病病机为痰瘀阻滞，胃气上逆，故兼用急性子、半枝莲、白花蛇舌草解毒散结，以达治病求本之功。诸药合用，共奏降逆和胃、解毒散结之功。

【病案】刘某，男，汉族，76岁。1995年10月14日初诊。患者食管下段癌病史1年，近1个月反复出现噎膈，甚则水饮难下，胸膈痞闷隐痛，形体消瘦，纳差，大便干结，舌暗少津，苔白滑，脉弦细。张师认为此乃痰瘀内结，阻于食管，气机升降失司。予：旋覆花（包）10g，代赭石30g，姜半夏12g，广橘皮6g，猪茯苓各15g，炒枳壳10g，淡竹茹9g，川楝子10g，佛手6g，炒楂曲各9g，火麻仁9g，急性子6g，半枝莲30g，白花蛇舌草30g。水煎400ml，早晚各200ml，顿服。服用3周后，噎膈有所减轻，可进小量食水，二便可，嘱继续服用。

【按语】患者痰瘀内结日久，阻于食管，致使食管气机升降不利，故而上下不通，甚而噎膈，食水不下。

降逆和胃为治疗本病的基本原则，俾气机调畅则痰化瘀散。方中旋覆花、代赭石、枳壳、川楝子、佛手等降逆和中，兼用山楂、神曲等健脾益胃，急性子、半枝莲、白花蛇舌草解毒散结，共奏降逆和胃、解毒散结之功。

五十二、胃癌（癌病）

【方药组成】

潞党参 12g　大麦冬 12g　金石斛 12g

夏枯草 12g　木馒头 9g　海藻、昆布各 12g

土茯苓 15g　生三七粉 4.5g吞

【临证加减】

1. 若胃气上逆，时有呕吐者，可加旋覆花（包）9～15g、代赭石 12～30g 降气止呕。

2. 若呕吐不止者，则加生半夏 4.5g、生姜 4.5g。

3. 若泄下者，加扁豆、薏苡仁。

4. 其他加减变化同食管癌。

【功效】清热和胃，解毒散结。

【主治】胃脘隐痛，嘈杂，食欲减退，口干，形体消瘦，便干，舌红少苔，脉细数。

【方解】方中大麦冬、金石斛、潞党参滋养胃阴，清热和胃；夏枯草清热解毒，散结消肿；木馒头活血消肿；海藻、昆布软坚散结；土茯苓解毒散结；生三七粉散瘀止痛。诸药合用，共奏清热和胃、解毒散结之功。

【病案】石某，女，汉族，52岁。1995年6月24日初诊。患者胃腺癌术后，出现泻下不止、质稀、色清黄，纳差，易腹胀，面色萎黄，神疲乏力，口干不欲饮，舌淡暗，苔薄白，舌边有齿痕，脉沉细。张师认为该患者胃癌术后，应是脾胃受损，难以运化水谷精微，治疗上先以健运脾胃、涩肠止泻为主。予：太子参12g，北沙参10g，猪茯苓各15g，生熟薏苡仁15g，炒白扁豆9g，怀山药12g，莲子肉9g，生白术10g，炒楂曲各9g，炒枳壳9g。水煎300ml，早晚各150ml，顿服。服用7帖后，大便渐趋规律、稍成形，纳食有增，出现口干、胃脘嘈杂隐痛。后予：潞党参12g，大麦冬12g，金石斛12g，夏枯草12g，木馒头9g，海藻、昆布各12g，生三七粉3g，怀山药12g，莲子肉9g，熟薏苡仁15g。目的在于濡养胃阴，解毒散结。服用1个月后，症情平稳。

【按语】胃癌患者，病于脾胃，在抗癌治疗的基础上还要注重顾护脾胃。脾胃受损，运化无力，浊气不降则呕吐，清气不升则泻下。方中夏枯草、木馒头、海藻、昆布、三七粉化瘀散结，加用潞党参、大麦冬、金石斛、怀山药、莲子肉、薏苡仁养胃之气阴。脾胃健运，正气以足，方可抗邪。诸药合用，共奏解毒散结、扶正祛邪之功。

五十三、肝癌（癌病）

【方药组成】

银醋柴胡[各]9g	炙鳖甲 12g	香青蒿 9g
海藻、昆布[各]12g	粉丹皮 9g	全当归 9g
三棱、莪术[各]4.5g	铁树叶 15g	广郁金 9g

【临证加减】

1. 有结节质硬者，可加石燕 9～30g，或石蟹。

2. 如囊状者，加生苡仁 18～30g、漏芦 15g；有腹水者，加黑白丑 3～9g、葫芦瓢 30g（利水强，不伤正）。

3. 可加徐长卿 30g 止痛；或加水仙花子 9g，化瘀利水。

【功效】疏肝理气，凉血破瘀。

【主治】肝气郁结，气滞血瘀，阴虚内热。两胁胀痛，口燥咽干，神疲乏力，或往来寒热，或午后或夜间潮热，盗汗，舌暗或红，少苔，脉弦。

【方解】本方化裁于《医学统旨》中的柴胡疏肝散和《证治准绳》中的清骨散。方中醋柴胡疏肝解郁，使肝气得以条达；全当归养血活血，且其味辛散，为血中气药（上述二药分为君臣）；佐以三棱、莪术、广郁金、海藻、昆布、铁树叶，使肝郁得疏，气行瘀散；又肝病日久，耗伤肝阴，阴虚内热，合以清骨散加减，以银柴胡、香青蒿、炙鳖甲、粉丹皮清热凉血。诸药合用，共奏疏肝理气、凉血破瘀之功。

【病案】郝某，女，汉族，74岁。1996年2月11日初诊。患者肝癌病史3年，近2个月出现腹部胀满，右胁胀痛，食欲不振，肝病面容，舌红，脉弦细数。张师认为该患者有肝癌病史，应是肝阴亏损，久病及脾，致脾失健运。遂予：银柴胡9g，炙鳖甲12g，金石斛12g，川楝子9g，淡竹茹9g，猪苓、茯苓各15g，生熟薏苡仁各12g，鸡内金9g，炒山楂、炒建曲各9g，广佛手6g。水煎400ml，早晚各200ml，顿服。连服1个月，腹部胀满减轻，胁痛有减，胃纳有增。

【按语】肝癌为病，气血瘀毒蕴结于肝、肝失疏泄为基本病机，故疏肝理气、化瘀散结为其基本治疗原则。肝癌患者，久病耗伤肝阴肝血，同时久病及脾，影响脾之运化，故治以疏肝理气、凉血破瘀之时，应注重养阴柔肝，益胃健脾。患者舌红，脉弦细数，为一派肝阴亏损之象，又以腹部胀满、食欲不振为主症，可见肝病日久，伤及脾胃。方中银柴胡、炙鳖甲、金石斛、川楝子、广佛手等养肝阴、疏肝气，薏苡仁、鸡内金、炒山楂、炒建曲等健脾益胃，共奏柔肝健脾之功。

五十四、宫颈癌（癌病）

【方药组成】

当　归9g	白　芍9g	紫石英12g
蚤　休9g	木馒头9g	白　薇12g

菟丝子 12g　　土茯苓 15g　　小金丹 1 粒化

【临证加减】

1. 菜花型者，也可用《局方》醒消丸 1 粒（化）。

2. 偏阳虚者，加生鹿角片 9 ~ 15g，或鹿角霜、仙灵脾各 9g。

3. 偏阴虚者，加炙龟甲、鳖甲、熟地。

【功效】养血调经，散结消癥。

【主治】月经后期，或经期延长、经血量多，带下量多，或为血性，面色晦暗，舌暗苔腻，脉沉弦滑。

【方解】本方化裁于《太平惠民和剂局方》中的逍遥散，多用解毒散结之品，兼以养血调经。本病可按妇人病之癥瘕论治，乃气滞、血瘀、痰湿、热毒积于冲任胞脉而发。方中当归入肝经，补血活血；白芍、紫石英养血益血；木馒头、土茯苓、蚤休清解癌毒；白薇清热益阴；菟丝子补益肝肾；小金丹辛温通络，散结活血。治疗上以散结消癥为主，辅以养血调经，或凉血止血。诸药合用，共奏养血调经、散结消癥之功。

【病案】高某，女，汉族，65 岁。1996 年 10 月 26 日初诊。患者宫颈癌术后半年，面上红斑散发，目赤面浮，口渴，腰痛，舌暗红，苔薄白，脉细。予：当归 10g，连翘 15g，赤小豆 15g，生薏苡仁 30g，桑白皮 12g，金银花 15g，鹿衔草 30g，猪茯苓各 12g，石斛 15g，泽泻 10g，白茅根 15g。水煎 300ml，早晚各 150ml，顿服。服用 1 周后，目不赤，口不渴，红斑稍退，面浮减退，腰痛好转。考虑患者原发之病，上方减石斛、白茅根、赤小豆、金银花、连翘，加白芍 9g、紫石英 12g、木馒头 9g、土茯苓 12g、白薇 12g、蚤休 9g，连服 1 个月，诸症渐平，嘱继服。

【按语】患者宫颈癌术后，治疗上当以清解癌毒、预防复发为主。然患者兼有风热之证，故先以银翘散加减清疏风热。待其表证平，再治其根本，以木馒头、土茯苓、蚤休清解癌毒，白薇清热益阴，白芍、紫石英养血益血。

五十五、肺癌（癌病）

【方药组成】

北沙参 15 ~ 30g	大麦冬 15g	大生地 15 ~ 30g
天花粉 15 ~ 30g	浙贝母 9g	天竺黄 4.5 ~ 9g
肥白及 9g	龙　葵 30g	海蛤壳 12g
白花蛇舌草 30g		

【临证加减】

1. 舌红苔少者，加阿胶 4.5 ~ 9g（烊化）。

2. 肺癌不咯血者，此方也适用，去白及扶正养阴；偏气阴两虚者，加太子参、黄芪。但药性温燥者对肺癌患者并不适用。因肺为娇脏，肺为华盖，气阴两虚最适宜者为西洋参，用量为 2.5 ~ 9g，无西洋参可用皮尾参 4.5 ~ 9g（此药作用似西洋参、生晒参之类，而味稍薄、力稍逊），或者用白人参（白糖参）加沙参。

【功效】养阴清肺，化痰散结。

【主治】肺阴亏虚，咳嗽气喘，痰中带血，骨蒸盗汗，形体消瘦，咽干，舌红少苔，脉细数。

【方解】本方化裁于《温病条辨》中的沙参麦冬汤。方中大麦冬甘、微寒而滋阴清热、润肺止咳，北沙参清肺化痰、养阴润燥，共为君药；大生地长于滋阴降火、凉血止血、润肺滋肾，为臣药；佐以浙贝母、天花粉、天竺黄清润肺金、化痰止咳，龙葵、海蛤壳、白花蛇舌草散结；兼用肥白及收敛止血。诸药合用，使肺金得养，虚火得降，共奏养阴清肺、化痰散结之功。

【病案】于某，男，汉族，71岁。1995年12月9日初诊。患者肺癌病史2年，干咳少痰，时有咳血，形体消瘦，神疲乏力，语声低微，纳差，大便欠畅，舌淡红，苔白腻，脉沉细。张师认为患者证属肺气阴两虚，虚热灼伤肺络。予：西洋参12g，猪茯苓各15g，生薏苡仁30g，百合12g，制百部10g，冬瓜子12g，浙贝母9g，肥白及9g，夏枯草10g，天花粉12g，炒麦芽12g，鸡内金9g，海蛤壳15g，枇杷叶12g，芦根15g。水煎300ml，早晚各150ml，顿服。连服1个月，咳血减少，胃纳稍增，仍时有呛咳，神疲，嘱继续服用。

【按语】肺癌之病，本虚标实，因正气虚损，加之气滞、痰凝、血瘀、浊毒聚于肺而致，故应扶正与祛邪兼顾，且因病程进展而有所偏颇。该患者肺积日久，气阴两亏，故见咳嗽少痰、神疲乏力，治之当在化痰散结基础之上益气养阴，扶养肺之气阴，方可抗邪。方以海蛤壳、冬瓜子、枇杷叶化痰散结之外，酌用百合、制百部、天花粉、芦根以养津液，又以西洋参、猪茯苓、生薏苡仁、鸡内金固护胃气。诸药合用，共奏补养肺阴、化痰散结之功。

附：肿瘤治疗大法

一、虫类攻毒。如蜂房、蜈蚣、斑蝥、蕲蛇、蜥蜴、壁虎、蜣螂虫，以上多为有毒的药，还有砒汞制剂、蟾酥制剂等。

二、清热解毒。如石见穿、蛇莓、白花蛇舌草、猪秧秧（治血液病）、铁树叶、半边莲、龙葵、喜树（副作用为粒细胞减少），一般清热解毒药都可用于癌症。

三、软坚散结。有明确肿块者，可用软坚散结法。如鳖甲、牡蛎、海藻、昆布、海蜇头、夏枯草、猫爪草、黄药子、白药子。

四、化痰药。适用于有肿块或淋巴系统肿瘤。如南星、半夏、浙贝母、瓜蒌、天竺黄、海浮石、石燕、石蟹、皂角、郁金、橘红等。

五、活血化瘀。一为和血药，如桃红四物汤、丹参。二为活血药，如泽兰、益母草、卷柏、生茜草、蒲黄、五灵脂。三为化瘀药，轻者三棱、莪术、血竭，重者虻虫、地鳖虫、水蛭、干漆、鼠妇。还有上述虫类药。去瘀生新药，可用于既有出血又有结块，需化瘀者，如参三七、藕节、仙鹤草。

六、扶正养阴。虚则补之，凡是调整人体气血阴阳的药均可以使用。

七、其他的治法。植物上的赘生物，如松蘑、槐蘑、菱角、核桃枝、核桃枝皮，还有其他不便归类的药，如苡仁、农吉利、亮菌素。

八、芳香泄浊药。多于配丸药时使用，如麝香、牛黄、乳香、降香、檀香、苏合香、安息香、蟾酥、冰片或人工麝香。肿瘤的治疗，有医者认为应以扶正为主，也有医者认为以消瘤为主。

五十六、急性尿路感染（热淋）

【方药组成】

瞿　麦 9g	萹　蓄 9g	石　韦 9g
生　地 9g	草　梢 4.5g	木　通 3g
乌　药 4.5g	萆　薢 9g	滑　石包煎 12g

【临证加减】

1. 有血尿者，加白茅根 15～30g，藕节 9g（炒或不炒），大蓟、小蓟各 9g（炒或不炒），或者琥珀 2～3g（冲入）。

2. 腰痛者，加狗脊、川断各 9g。

3. 发热者，加柴胡、黄芩或银花、连翘，随症选用。

【功效】清热泻火，利水通淋。

【主治】湿热淋证。尿频尿急，溺时涩痛，淋沥不畅，尿色混赤，甚则癃闭不通，小腹急满，口燥咽干，舌苔黄腻，脉滑数。

【方解】本方化裁于《外科正宗》中的八正散。八正散是治疗热淋的常用方。证为湿热下注，蕴结膀胱所致。方中萹蓄、瞿麦、石韦、生地苦寒，善清利膀胱湿热，引湿热下行，为君药；滑石、木通均能清热利尿，通淋利窍，为臣药；乌药、萆薢温中散寒，行气止痛，防药物过于寒凉，为佐制药；甘草梢调和诸药，缓急止痛，为使药。诸药合用，共奏清热泻火、利水通淋之功。

【病案】潘某，女，汉族，54岁。1990年9月4日初诊。患者近2周无明显诱因出现小便频急、短赤、微痛，虽服多种消炎药，但疗效不显。刻下：小便频数、尿急、尿短赤且灼痛，小腹坠胀不舒，腰酸不适，纳眠尚可，大便调。舌淡红，苔薄黄，脉弦滑。尿常规检查：白细胞满视野，红细胞少量。辨证立法：证属膀胱湿热，治宜清利湿热。方用八正散加减。处方：瞿麦9g，萹蓄9g，石韦9g，生地9g，草梢4.5g，木通3g，乌药4.5g，萆薢9g，滑石12g（包煎）。7帖，水煎服，每日1剂，分2次温服。医嘱：忌食辛辣油腻之品。治疗经过：上方服用3剂后，诸症大减，尿转清畅，感尿道口微热，舌暗淡嫩，苔少，脉沉缓。尿常规（－）。继服3剂后，诸症皆除。

【按语】尿急、短赤而灼痛是膀胱湿热所致热淋之候，首脉可证；腰酸不适，显是湿热阴伤、肾府失养所为。热淋一证，湿热交结，唯八正散而无他选择；全方集瞿麦、萹蓄、石韦、木通、滑石等大队清热利湿之品，利尿通淋之效颇著，且配入乌药、萆薢散寒行气止痛之品，共奏清热泻火、利水通淋之功。淋证初起，虽多因于热，但由于治疗及病情变化各异，又可转为寒、热、虚等不同证型，因此《景岳全书》倡导“凡热者宜清，涩者宜利，下陷者宜升提，虚者宜补，阳气不固者宜温补命门”的原则。

五十七、慢性尿路感染一（血淋）

【方药组成】

当　归 9g	连　翘 12g	赤小豆 15g
川　断 9g	狗　脊 9g	冬瓜子 12g
生苡仁 12g	蒲公英 15g	土茯苓 15g

【临证加减】

1. 茎中痛者，加生草梢 4.5g、木通 4.5g；舌淡苔白者，木通改通草 2.5 ~ 3g。

2. 血尿者，加炒蒲黄、益母草、炒地榆。

3. 一般的浮肿，加桑白皮 12g、冬瓜皮 12g。

4. 少腹胀者，加枳壳或乌药。

5. 尿路感染后遗症，去蒲公英、土茯苓，甚至连翘亦可去，加乌药 4.5 ~ 6g、益智仁 9g；淋漓不畅，久不愈者，加桑螵蛸 9g、石菖蒲 3g。

6. 舌淡苔白，气虚者，加党参、白术；见肿者，加黄芪、防己。

7. 尿不畅，阳虚肢冷者，改用肾气丸或金匮肾气丸，以温通阳气之肉桂为主药。

8. 舌质红，脉弦细数者，为肾阴不足、膀胱湿热，用知柏地黄丸，或兼有血虚肾亏者，用归芍地黄丸。

【功效】滋补肝肾，利尿通淋。

【主治】湿热久留，损伤正气，耗伤津液所致肾气阴不足、脾肾两虚、湿热未净的正虚邪实之证。以小便频急，涩痛不已，时好时发，遇劳尤甚，伴乏力多汗，眩晕耳鸣，腰膝酸软，手足心热，口唇干燥，舌红少苔或无苔，脉细带数或沉细为主要临床表现。

【方解】本方化裁于《金匮要略》中的赤小豆当归散（下血，先血后便，此近血也，赤小豆当归散主之）。方中赤小豆、蒲公英、冬瓜子、连翘、生苡仁均有解毒排脓、利水消肿之效；土茯苓清热利湿，通利关节；川断、狗脊补养肝肾，强壮筋骨；当归补血活血。诸药合用，共奏滋补肝肾、利尿通淋之功。

【病案】刘某，女，汉族，48岁。1993年11月14日初诊。患者1年前出现小便不适，下肢水肿，经某医院诊断为慢性泌尿系感染，口服西药治疗，病情反复，近2个月病情加重，遂来门诊求治。刻下：排尿不畅，灼热涩痛，五心烦热，腰酸且痛，少腹不适，下肢水肿。检查：舌暗红，苔薄黄，脉细数。血压120/80mmHg，双下肢凹陷性水肿（++）。尿常规：尿蛋白（++），潜血（++）。辨证：五心烦热，腰酸且痛，舌暗红，苔薄黄，脉细，为肾阴亏损、相火上扰之征；阴虚火旺，热移下焦，故见小便灼热涩痛；膀胱气化失司，水道不利，则下肢水肿。其病位在肾和膀胱。证属湿热内盛，虚火上扰。诊断：血淋（相火上扰，湿热下注证）；慢性泌尿系感染。处方：当归 9g，连翘 12g，赤小豆 15g，川断 9g，狗脊 9g，冬瓜子 12g，生苡仁 12g，蒲公英 15g，土茯苓 15g。每日 1 剂，水煎分 2 次服。连服 14 剂后，水肿减轻，尿蛋白减为（＋），潜血仍为（＋＋），排尿仍有不适感，舌暗红，苔黄腻，脉滑数。奏效守法，仍用此方加味，腰痛者加鸡血藤、老鹳草、川断；湿热重者加三妙丸（炒苍术、黄柏、川牛膝）、萆薢、桑白皮；尿中潜血阳性加白茅根、泽泻。治疗月余，小便通畅，潜血消失，五心烦热和腰酸痛均解除，舌淡红，苔薄白。嘱上方改为每晚服一煎巩固，未再复诊。

【按语】本病案重在清利湿热。久病入络多伴血瘀，加活血通络之品有助于消除水肿，故选用当归补血活血通络。小便不利，伴有下肢水肿，当通利三焦，上焦选连翘，中焦选生苡仁，下焦选赤小豆、蒲公英、土茯苓、冬瓜子。泌尿系感染易复发，较难治，不能单纯消炎而动用苦寒，因本病常系火邪与湿邪交缠，湿热为患，若苦寒过度，则恋湿伤胃，反而难愈。本病案便是其例，故治当清利湿热，清者不致苦寒，利者不致温燥，“是谓至治”。

五十八、慢性尿路感染二（热淋）

【方药组成】

鹿衔草 30g　　生白术 12g　　福泽泻 12g

【临证加减】

1. 本方为《黄帝内经》治酒风之方，张师常用于治疗慢性尿路感染而体征不太明显者。

2. 尿欠畅利者，加白茅根 15g。

3. 血虚者，加当归；气虚者，加黄芪。

【功效】清热、利水、通淋。

【主治】热淋。湿热蕴结膀胱，气机失宣，致小便艰涩，或湿热蕴蒸，小便色黄，伴有灼热刺痛等泌尿道症状，或病程日久，正气已伤，余邪未尽，湿热留恋，缠绵难愈，舌淡红，苔薄白，脉浮数。

【方解】本方化裁于《金匮要略》中的泽泻汤。泽泻、白术两药相配，一者重在祛湿，使已停之饮从小便而去；一者重在健脾，使水湿既化而不复聚。泽泻与白术的配伍常作为临床健脾利水的基础药对。方中鹿衔草祛风除湿，补肾壮骨；福泽泻利水道，清湿热；生白术苦温，健脾利水，燥湿止汗。诸药合用，共奏清热、利水、通淋之功。

【病案】李某，女，汉族，40 岁。1989 年 10 月 20 日初诊。患者平素体弱多病，6 个月前因尿频、尿急、尿痛，诊断为热淋急性发作，治疗后小便好转。近日劳累后，出现腰酸、腰痛、食欲不振、尿意窘迫，排尿少，小便色黄、稍有灼热，时作时止。舌淡红，苔薄黄，脉细。尿常规提示有上皮细胞、红细胞、白细胞等；尿培养提示有大肠杆菌。辨证：湿热下注。诊断：热淋缓解期，慢性尿路感染。处方：鹿衔草 30g，生白术 12g，福泽泻 12g，山药 30g，党参 15g，黄芪 15g，茯苓 15g，麦冬 30g，女贞子 15g，旱莲草 15g，白茅根 15g，石韦 15g，益母草 15g。连服 14 剂，患者小便色黄、灼热均减轻。

【按语】本方重在清热祛湿。患者热淋日久不愈，正气耗伤，湿热未尽，反复发作，导致脏腑功能障碍。中医认为，湿邪趋下，蕴结下焦，导致膀胱气化不利，发生热淋。泽泻、白术相伍，具有渗泻水饮、扶助脾胃之功效。鹿衔草甘苦温，善入肝肾经络，可补肾益精，强筋壮骨，祛风除湿；现代药理学研究发现，对多种细菌有抑制作用，可用于慢性尿路感染的治疗。上述三药组方简单，医理清晰，治病求本，寥寥三味便达清热祛湿之效；再根据患者病程发展，辨五脏阴阳，对证加减。倦怠乏力，纳呆腹胀，脾肾气虚者，加党参 15g、黄芪 15g、山药 15g、茯苓 15g；头晕耳鸣，潮热盗汗，五心烦热，肝肾阴虚者，加知母 9g、黄柏 9g、熟地 12g、山药 15g、山萸肉 9g、牡丹皮 12g；倦怠乏力，少气懒言，腰酸痛，低热口干，但不欲饮，或手足心热，气阴两虚者，加山药 30g、党参 15g、黄芪 15g、茯苓 15g、麦冬 30g、女贞子 15g、旱莲草 15g、白茅根 15g、石韦 15g、益母草 15g。张师认为，慢性尿路感染病程缠绵，需祛邪兼扶正，方可药效倍达。

五十九、慢性肾炎（水肿）

【方药组成】

潞党参 12g　炒白术 9g　怀山药 9g
猪茯苓[各] 9g　菟丝子 9g　桑寄生 9g
金樱子 12g　仙灵脾 9g　金匮肾气丸[吞] 9g

【临证加减】

1. 肾病既久，表现不一，此举脾肾两虚之一例，如得手，加黄芪或人参。

2. 肿甚者，加五皮饮、五苓散，去金樱子等收涩之品；阳衰水泛者，用真武汤；阴阳两虚而肿者，用济生肾气丸。

3. 肿不甚，面枯脉虚者，精气虚惫，当用血肉有情之品，如鹿角霜、鹿角胶、乌鲤鱼、紫河车、鱼鳔、炙龟甲、阿胶。

4. 无特殊证候，微量蛋白尿，可分别选用益气健脾，培补脾肾、固肾涩精，通补任督而活血化瘀，或清热败毒等法为末治之法。

【功效】清热利湿，益气养阴，补肾固涩。

【主治】肾阳不足，腰膝酸冷，肢体浮肿，小便不利或反多、频数，少腹拘急，阳痿，舌淡胖，脉虚弱、尺脉沉微。

【方解】本方化裁于《太平惠民和剂局方》中的参苓

白术散。方中潞党参补养气血，炒白术健脾益气、燥湿利水，怀山药益气养阴、补脾肺肾，猪苓、茯苓利水渗湿、直达下焦，仙灵脾、桑寄生补益肝肾，菟丝子、金樱子固精缩尿。金匮肾气丸是补肾阳代表方。中医认为，肾中阳气为人体阳气之根，为生命之火，又称“少火”。金匮肾气丸中补阳的主药附子、肉桂均取少量，而辅以六味地黄丸（大队补阴药），一是取“少火生气”之意，以鼓舞肾气，二是本着阴阳互根的原理，即“孤阴不生，独阳不长”，“善补阳者必于阴中求阳，则阳得阴助而生化无穷”。诸药合用，共奏清热利湿、益气养阴、补肾固涩之功。

【病案】刘某，女，汉族，9 岁。1994 年 6 月 18 日初诊。患者患有慢性肾小球肾炎年余，曾用中西药物治疗，未能缓解。现时有眼睑浮肿，双下肢中度浮肿，尿色淡黄，排尿后小腹疼痛，周身乏力，纳谷不香。舌淡红，苔薄白，脉虚弱无力。处方：潞党参 12g，炒白术 9g，怀山药 9g，猪苓、茯苓各 9g，菟丝子 9g，桑寄生 9g，金樱子 12g，仙灵脾 9g。水煎服。另，金匮肾气丸 9g，吞服。连服 14 剂，腰痛、乏力均减轻。

【按语】慢性肾小球肾炎临证以阴虚、气阴虚为多见，中医根据其症状，将有浮肿的患者诊为“水肿”。《黄帝内经》云：“其本在肾”，“诸湿肿满，皆属于脾”。肾主水，脾制水，共为调节水液代谢的重要脏器。故温补脾肾是治疗慢性水肿的重要方法之一。本方选用白术、猪苓、茯苓利水渗湿，加用潞党参、怀山药、菟丝子、桑寄生、金樱子、仙灵脾等药，配伍精当，补气而不壅滞，益阴而不滋腻，利湿热而不伤正气。

六十、尿路结石（石淋）

【方药组成】

金钱草 30g　川楝子 12g　海金沙 9g
冬葵子 12g　炒枳壳 9g　粉萆薢 12g
滑　石 12g　通　草 3g

【临证加减】

1. 偏湿热下注者，苍术、黄柏、石韦同用。

2. 偏血尿者，琥珀、茅根、当归标本兼顾。

3. 兼见气化失司者，加肉桂 1.5 ~ 3g。

4. 江苏的金钱草（连钱草）治泌尿系结石效果最佳，四川的金钱草效果亦佳。若无海金沙，可用海金草 15 ~ 30g。

【功效】化湿降浊，通淋排石。

【主治】腰部或少腹部绞痛阵作，血尿，排出大小不等的结石，尿频、尿急、尿流中断、排尿困难等泌尿道症状。

【方解】本方化裁于《外台秘要》卷二十七引《古今录验》中的石韦散。方中金钱草、海金沙清热利湿、排石，是治疗石淋的常用药物；滑石、冬葵子、通草清热利尿，通淋排石；川楝子行气止痛；炒枳壳理气宽中、利尿；粉萆薢利湿祛浊。诸药合用，共奏化湿降浊、通淋排石之功。

【病案】裴某，男，汉族，45岁。1999年3月4日初诊。患者于2个月前开始出现右侧腰痛，尿血，经某医院X线摄片发现右侧输尿管（相当于第3腰椎之下缘外）有约0.8cm×0.5cm大小结石阴影。刻诊：腰腹绞痛难忍，小便涩滞不畅，排尿时突然中断，刺痛灼热，尿色黄赤，口臭口苦，便秘。舌红，苔黄腻，脉沉弦。处方：金钱草30g，川楝子12g，海金沙9g，冬葵子12g，炒枳壳9g，粉萆薢12g，滑石12g，通草3g。水煎服。上方服近半月，结石排出，诸症稍愈。

【按语】中医认为，石淋多因湿热蕴结下焦，煎熬尿液日久，尿中杂质结成砂石而成；也可因气火郁于下焦，加之肾虚，而导致膀胱气化不利，泌尿功能失常，形成结石而发。若疾病迁延不愈，则热伤阴津，湿遏阳气，出现脾肾两虚、气滞血瘀等正虚邪实的病证。对于尿路结石肝郁气滞证，除了选用传统通淋排石之金钱草、海金沙、滑石、冬葵子等药，还需配伍川楝子、炒枳壳等行气宽胸之药，以疏肝解郁，调畅气机，从而通淋与理气并行，倍达其效。

六十一、慢性肾衰竭（关格）

【方药组成】

白人参4.5～9g　熟附片[先煎]4.5g　川黄连3g

淡黄芩 9g　　姜半夏 9g　　广橘皮 6g
鲜竹茹 6g　　土茯苓 15g　　淡干姜 3g
炒贯众 15g　　制大黄 9g

【临证加减】

1. 呕吐，苔白润，脉小者，邪从寒化，去大黄，加吴萸、生姜；舌红苔黄腻，脉弦数，邪从热化，去姜、附，用黄连温胆汤。

2. NPN（非蛋白氮）增高，而不宜攻下者，可去大黄，加白花蛇舌草、六月雪。

3. 血压增高，阴虚阳亢而不宜用附子，但 NPN、肌酐等升高不降，用生牡蛎 30g、黄芪 21～30g 保留灌肠，附子也可加入。实在不能用附子，也可用醋泡附子，捣烂，敷涌泉穴。

4. 此方以附子、人参、大黄为主药，上热下寒、虚风内动时，可羚羊角、附子同用，但附子用量要轻。

【功效】温补脾肾，化湿降浊。

【主治】多种慢性疾病引起的肾脏严重损害，呈慢性发展过程，从多尿至尿少，终至无尿，贫血，出血，衄血，恶心，呕吐，厌食，口有尿臭味，乏力，嗜睡，淡漠，烦躁，惊厥，昏迷，高血压，左心室肥大，心包炎，皮肤干燥脱屑、感觉奇痒，呼吸深长，极易继发感染等。

【方解】本方化裁于《备急千金要方》中的温脾汤。方中白人参大补元气，生津止渴；熟附片、淡干姜补火助阳，散寒止痛；川黄连、淡黄芩苦寒泄降除热，清肠燥湿；姜半夏、鲜竹茹降逆止呕，常配伍川黄连，治疗呕吐；且半夏降逆止呕，干姜温中散寒，黄芩、黄连苦寒以泄热，四味相伍，乃半夏泻心汤之主药，寒热平调，辛开苦降。再配伍广橘皮燥湿化痰，土茯苓解毒利尿，炒贯众清热解毒，制大黄泻下解毒。诸药合用，共奏温补脾肾、化湿降浊之功。

【病案】周某，男，汉族，58岁。1997年9月14日初诊。患慢性肾炎5年，辗转治疗，病情反复难愈。近期出现疲乏倦怠，不思饮食，呕吐清水，尿少，身有异味，服药无效。刻诊：大便溏垢，小便清长，畏寒肢冷，面色晦滞。舌偏淡体胖、边有齿印，苔白而润，脉濡细。尿检：蛋白（+++），红细胞（+），白细胞少许。血检：尿素氮20.1mmol/L，肌酐433.2μmol/L，二氧化碳结合力16.2mmol/L。方用：姜半夏9g，淡黄芩9g，淡干姜3g，白人参6g，甘草3g，川黄连3g，熟附片4.5g（先煎），广橘皮6g，鲜竹茹6g，土茯苓15g。每日1剂，水煎服。服药5剂，症状好转，嘱遵方再服。

【按语】慢性肾衰竭往往是水肿、癃闭、淋证等病证的晚期并发症，最后均导致脾阳亏损，肾阳衰微，阴阳失调。本案患者于近期出现疲乏倦怠、不思饮食、呕吐清水、尿少等症状，结合化验检查及既往病史，用温脾汤合半夏泻心汤加味，温补脾肾，寒热并用以和其阴阳，苦辛并进以调其升降，补泻兼施以和其顺逆。由于药依法配，法随机转，机圆法活，故获效理想。

六十二、单纯性甲状腺肿（瘿瘤）

【方药组成】

陈海藻 15g	生香附 9g	浙贝母 9g
夏枯草 12g	海浮石 9g	昆　布 12g
法半夏 9g	化橘红 4.5g	小青皮 9g

【临证加减】体虚者，区别气血阴阳，随证加减。

【功效】理气开郁，化痰消瘿。

【主治】颈部肿块，按之较硬，经久未消，胸闷纳差，苔薄白或白腻，脉弦涩。

【方解】本方化裁于《外科正宗》中的海藻玉壶汤。方中陈海藻、海浮石、昆布化痰软坚，消瘿散结，为君药；法半夏、浙贝母化痰散结，化橘红、小青皮疏肝理气，共为臣药；佐以生香附理气开郁，夏枯草清热散结。诸药相伍，共奏理气开郁、化痰消瘿之功。

【病案】叶某，女，汉族，37岁。1999年9月初诊。患者于2个月前发现右侧甲状腺有1个鸽蛋大小的肿块，质偏硬，表面光滑，边缘清楚。某医院诊断为甲状腺腺瘤，建议手术治疗，患者拒绝并希望用中药保守治疗。患者经常胸闷不畅，易怒，精神疲惫，胃纳不佳，月经不调，经来腹胀疼痛。张师查其苔薄腻，脉细弦。遂予：陈海藻15g，莪术15g，玄参12g，生香附9g，浙贝母9g，夏枯草12g，海浮石9g，昆布12g，法半夏9g，化橘红4.5g，小青皮9g，怀山药15g。5剂后，肿块稍转柔软，胃纳转佳。上方去怀山药，加黄药子 12g，连服半月后，肿块触之不可及。

【按语】中医认为瘿瘤多由忧思郁怒，饮食失调，气结痰凝于颈部导致。本方以瘿瘤初期未溃为辨证要点，常用于治疗单纯性甲状腺肿、甲状腺腺瘤等。本案患者平素情志不舒，气机郁滞，津凝成痰，痰气交阻结于颈前，故用陈海藻、昆布、海浮石化痰软坚，加生香附、小青皮等行气解郁以疏肝；肝郁化火，用夏枯草清热泻火；纳差，以怀山药健脾益气，不致寒凉太过而影响脾胃的运化；肿块坚硬，加莪术，以加强消积散结软坚功效。

六十三、甲状腺功能亢进症（瘿病）

【方药组成】

北沙参 9g　　天麦冬各 9g　　京元参 9g

海藻、昆布各 12g　　海蛤壳 12g　　茯苓神各 9g

炙远志 9g　　生牡蛎 30g　　黄药子 9g

猫爪草 15 ~ 30g

【临证加减】

1. 甲亢者，阴虚者多，故选本方。气阴两虚加党参，如见气血不足（用治甲亢药过量，甚者出现甲减症状）改用归脾汤为主方，本方之针对性药物仍可使用。

2. 黄药子配海藻、昆布对甲亢有效，但久用损伤肝脏，不宜常用，因具有积蓄作用。其他有毒药品也是如此，连续用药时，以不超过 1 个月为宜，可停用 1 周后再用。

3. 心悸甚者，阴虚加玉竹 12g，血虚加丹参 12g，阳亢加磁石 30g。

【功效】滋阴养血，消瘿散结。

【主治】颈前肿大，质地光滑柔软。烦躁易怒，心烦少寐，自汗，手指颤动，眼球突出，舌红，伸舌颤抖，脉弦细数。

【方解】本方化裁于《校注妇人良方》中的天王补心丹。方中北沙参养阴生津，天冬、麦冬滋阴清热，京元参滋阴降火以制虚火上炎，共奏滋阴清热之功；茯苓、茯神补益心气、安神定志，炙远志交通心肾，三药合用补心肾；黄药子、海藻消瘿散结，合而为《证治准绳·疡医》中的藻药散，主治气瘿；京元参清热滋阴又凉血散结，生牡蛎软坚散结，两药合用，取《医学心悟》消瘰丸之软坚散结功效，可使阴复热除、痰化结散，则瘰疬自消；昆布软坚，海蛤壳化痰软坚，猫爪草解毒消肿。诸药合用，共奏滋阴养血、消瘿散结之功。

【病案】严某，女，汉族，48 岁，教师。1999 年 12 月 16 日初诊。患者 1 个月前无明显诱因下出现心慌、手抖，查甲状腺功能提示 T_3、T_4、FT_4 水平均升高，诊断为甲亢。近期自觉神疲乏力，偶有眼干目眩，双手颤动，心悸少寐，胃纳可，便溏。张师查其舌暗红，苔薄，脉弦细数。予：北沙参 9g，天麦冬各 9g，京元参 9g，海藻、昆布各 12g，海蛤壳 12g，茯苓神各 9g，炙远志 9g，生牡蛎 30g，黄药子 9g，猫爪草 15g，玉竹

12g，白术 12g，黄芪 9g。14 剂药后，患者诉心悸、手抖明显好转，食欲稍有改善，大便成形，夜寐欠安。上方加山药 15g、莲子 9g、酸枣仁 9g、夜交藤 15g，14 剂后痊愈。

【按语】中医认为瘿病是由情志内伤、饮食及水土失宜等因素引起，以气滞、痰凝、血瘀壅结颈前为基本病机，以颈前喉结两旁结块肿大为主要临床特征的一类疾病。本案患者忧思日久，而致气机郁滞，脾失健运，聚而生痰，加之饮食等多重因素导致心肝阴虚。故治疗原则以天王补心丹滋阴养血、宁心柔肝为主。同时，海藻、昆布、黄药子化痰开郁，白术、山药、莲子健运脾胃，黄芪补益正气，酸枣仁、夜交藤安神。诸药合用，滋阴养心，化痰开郁。

六十四、糖尿病（消渴）

【方药组成】

天花粉 15 ~ 30g　天麦冬各 12g　大生地 9 ~ 18g

怀山药 15 ~ 30g　制黄精 9g　川黄连 3g

乌梅肉 4.5 ~ 9g　炙甘草 4.5g　金石斛 12g

【临证加减】

1. 消渴的基本病理是“液枯津涸”，基本病位在肺、胃、肾，但常常兼及其他脏腑。如兼脾气虚者，加参、芪；兼肾虚者，加熟地；兼胃热者，加知母、石膏；腑实证间或有之，可加川军，但久病体虚者不宜。

2. 桂、姜、附秉性刚燥，于消渴不宜，故一般不用。见肾阳虚可以先用温而不燥的药，如仙茅、仙灵脾、苁蓉；轻者用枸杞子、潼沙苑、菟丝子；肾阳、肾气不足者，若用桂、附，需仿肾气丸，以萸、地、丹、苓配桂、附，从阳引阴。

3. 见气虚不足须用参者，不受血糖之限，因中医辨证，血糖高可以用，血糖低也可以用，惟在气虚为要。（调节血糖的作用，西洋参最好）

【功效】滋阴润燥，生津止渴。

【主治】上消。烦渴引饮，消谷善饥，小便频数，舌红苔薄黄，脉实。

【方解】本方化裁于《丹溪心法》中的消渴方和《医学心悟》中的二冬汤。方中天花粉生津解渴、清热润燥，川黄连清热泻火，大生地生津增液、滋阴润燥，三药合用，分清三焦气分、血分之热，以润燥生津、通利三焦；麦冬、天冬养阴清肺，与天花粉合用，取二冬汤养阴润肺、生津止渴之功，疗上消，口渴多饮之症；怀山药、制黄精、炙甘草健脾，亦可补气养阴，润肺益肾；金石斛养阴清热；乌梅肉生津止渴。诸药合用，共奏滋阴润燥、生津止渴之功。

【病案】王某，男，汉族，52岁。1998年10月26日初诊。患者患消渴10余年，烦渴引饮，小便频数，消谷善饥，体重较10年前明显减轻，大便干结，夜寐欠安，盗汗多梦。张师查其舌红苔薄，脉数。予：天花粉15g，天冬、麦冬各12g，大生地12g，怀山药15g，制黄精 9g，川黄连 3g，乌梅肉 4.5g，炙甘草 4.5g，金石斛 12g，制远志 10g，五味子 10g，山茱萸 12g。7 剂后，烦渴改善，尿频缓解，夜寐转安，空腹血糖水平下降。后再服 14 剂，自觉明显好转。

【按语】患者病程已久，故除了应用养阴增液润燥之品如天花粉、大生地、天麦冬，配伍川黄连清热降火，金石斛养阴清热，五味子、乌梅肉敛涩肺肾阴精，怀山药、制黄精健脾益气生津，山茱萸补肾涩精止遗，炙甘草、制远志安神养血。全方具有滋阴清热、益气生津、宁心养阴之效。

六十五、伤寒、副伤寒（湿温病）

【方药组成】

广藿香 9g　　川厚朴 9g　　姜半夏 9g
光杏仁 9g　　生苡仁 12g　　冬瓜仁 12g
苦桔梗 6g　　炒枳壳 9g　　飞滑石 12g
通　草 3g

【临证加减】

1. 湿温病，湿邪易结难化，清热尚易，化湿最难。此方为藿朴夏苓汤的变法，治疗湿重于热，湿热蒙蔽清阳，邪在卫气之间，以芳香化浊、淡渗分利为主。叶天士讲“通阳不在温，在于利小便”，也就是分消上下之意，不可见恶寒便谓之为寒邪，而用麻、桂、姜、辛，也不可用柴、葛。

2. 如果体温稽留不退，三五天以上始恶寒，后但热不恶寒，汗出不彻，邪在气分留恋，以三仁汤为主方，湿热皆备用蒿芩清胆汤，此法与少阳伤寒治法相似，但不能用小柴胡汤（用则使人耳聋）。

3. 邪入营分，舌质必绛，方可以用清营凉血之法，慎不可因高热而过用咸寒清彻之品（如鳖甲、牡蛎、知母、石膏等），不能看体温高即用清热，早用、滥用反而引邪入室，湿温病尤须注意。湿邪汗出，不可用补，不能以为汗出为虚。

【主治】芳香化浊，化痰理气。

【主治】夏秋之际，发热，胃痞不适，呕吐腹泻，头昏脑胀，胸闷不舒，口淡不渴，舌淡，苔白腻，脉濡细。

【方解】此方化裁于《感证辑要》引《医原》中的藿朴夏苓汤。方中广藿香芳香化湿，川厚朴、姜半夏芳香化浊以燥湿、兼化痰理气，三者化表里湿邪，共为君药；光杏仁宣肺利水，生苡仁健脾渗湿，冬瓜仁降气化痰，炒枳壳理气化痰，四者合用，化痰理气，共为臣药；飞滑石、通草清热通利，为佐药；苦桔梗为肺经引经药，宣肺祛痰利咽，为使药。诸药合用，共奏芳香化浊、化痰理气之功。

【病案】何某，女，汉族，39岁，技术人员。2000年10月9日初诊。患者半月前低热，头昏重如裹，外院服西药未果而寻中医治疗，伴呕恶腹泻，胃痞不适，口渴不欲饮，尿短，舌苔白厚腻，脉濡数。张师认为此乃湿邪内蕴脾胃，升降失调。遂予：广藿香9g，川厚朴9g，姜半夏9g，光杏仁9g，生苡仁12g，冬瓜仁12g，苦桔梗6g，炒枳壳9g，飞滑石12g。水煎服400ml，早晚各200ml，顿服。服后第2日呕恶减轻，胃痞稍好转；继续服用几日，诸症痊愈。

【按语】中医认为湿温的病因是感受湿热病邪。但湿热病邪能否感人，感染后能否发病，还取决于脾胃阳气的胜衰。如饮食不节，饥饱无度，过食生冷而损伤脾胃，则易内生湿邪并停聚。特别是在夏秋湿盛之季，脾胃之机多较呆滞，尤易导致湿邪内困，且在此情况下，外界湿热之邪便易乘虚而入。薛雪说："太阴内伤，湿饮停聚，客邪再至，内外相引，故病湿热。"本案患者于季节交替时节感受外来湿温之邪，内蕴脾胃，致中焦受阻，胃痞不适，清气不升而头昏重，胃失和降，胃气上逆而呕恶，水谷下泄而生泄泻，中焦水停故口渴不欲饮。舌脉俱为佐证。遂予藿朴夏苓汤加减，其中广藿香、飞滑石、炒枳壳、川厚朴化浊理气，姜半夏辛温开窍，光杏仁、生苡仁、冬瓜仁以通为用，苦桔梗清热化痰。全方共奏芳香化浊、化痰理气之功。

六十六、肝包虫病（肝着）

【方药组成】

醋柴胡9g	当归尾9g	赤白芍[各] 9g
桃仁泥9g	草红花6g	京三棱4.5g

炙鳖甲 12g　　槟榔片 9g　　炒贯众 4.5g
生牡蛎 30g　　青陈皮[各] 4.5g

【临证加减】

1. 包虫病的主方以软坚散结、化痰杀虫、调气行血为基本法则。在肝仿逍遥四逆散；在脑仿通窍活血汤、茶调散、杞菊地黄丸；在皮肤则以皮行皮，各以其病所选方。

2. 成药化癥回生丹、人参鳖甲煎丸，均可选用，但不可久用大黄䗪虫丸。

3. 倘非体壮形实者，不必用攻伐重剂，因药力不能求其连效，攻伐太过，反伤胃气。

【功效】软坚散结，化痰杀虫，调气行血。

【主治】接触狗、狼等动物而感染的寄生虫卵在人体消化道孵化成幼虫，循门静脉至肝，使门静脉系统受阻，引起的肝肿大、邻近脏器压迫症状、感染及破裂播散所致并发症，如压迫胃肠道引起的上腹不适、食欲减退、恶心呕吐，压迫肺部引起的呼吸困难；还有过敏反应引起的皮肤瘙痒；部分患者可有黄疸。肝部可触及质地坚硬的实质性肿块。

【方解】本方化裁于《太平惠民和剂局方》中的逍遥散，脱胎于张仲景四逆散、当归芍药散之法。方中醋柴胡疏肝解郁，条达肝气，为君药；当归尾、赤芍、白芍养血敛阴、柔肝缓急，炙鳖甲、生牡蛎软坚散结，共为臣药；佐以桃仁泥、草红花、京三棱活血化瘀，槟榔片、炒贯众、青皮、陈皮化痰杀虫理气。柴胡为肝经引经药，为使药。诸药合用，气血兼顾，肝脾同调，共奏软坚散结、化痰杀虫、调气行血之功。

【病案】孟某，男，40岁，回族，农场工作。1998年11月9日初诊。患者2个月前自觉上腹部胀闷，时有恶心，食欲减退，肝区摸到肿块、边缘光滑。超声提示肝区囊肿，边界清楚，囊内可见子囊，诊断为肝包虫病。就诊时，患者舌红，苔薄白腻，脉弦细。张师认为该患者长期接触农场动物，于是感染棘球蚴（俗称“包虫”），致痰邪瘀滞肝脏而成积聚。遂予：醋柴胡9g，当归尾9g，赤白芍各9g，桃仁泥9g，草红花6g，京三棱5g，炙鳖甲12g，槟榔片9g，炒贯众5g。水煎服400ml，早晚各200ml，顿服。服上药4周后，呕恶减轻，上腹肿块渐消，胀闷稍好转，复查B超提示病灶缩小。

【按语】肝包虫病是牧区较常见的寄生虫病，也称肝棘球蚴病。病因：犬绦虫寄生在狗的小肠内，随粪便排出的虫卵常黏附在狗、羊的毛上，而人吞食被虫卵污染的食物后，即被感染。本案患者接触动物较多，感染虫邪，外邪瘀滞，停留内脏经络之间，阻碍血脉运行，日久生痰，引起痰阻、瘀血、气滞。有形之虫邪侵犯脾胃，胃失和降，故恶心呕吐、食欲减退。治疗以软坚散结、化痰杀虫、调气行血为原则。方中醋柴胡、当归尾、赤白芍（取逍遥散义）疏肝理气、行气解郁，配伍桃仁泥、草红花、京三棱活血通络，炙鳖甲软坚散结，槟榔片、炒贯众杀虫消积。

六十七、月经过频（月经先期）

【方药组成】

当归身 9g	大生地 9g	炒白芍 9g
炒黄芩 4.5g	艾叶炭 3g	地骨皮 12g
阿胶珠 9g	荆芥炭 9g	川黄连 1.8g

【临证加减】

1. 少腹坠痛者，加制香附 9g、台乌药 6g。

2. 经来夹块者，加泽兰叶 9g、茜草 9g。

3. 经行腰痛者，加杜仲 9g、狗脊 9g、寄生 9g。

4. 舌质偏红，阴虚血亏者，去川黄连、炒黄芩，加女贞、旱莲、京元参。本方为奇效四物汤去川芎，加地骨皮、荆芥炭。

5. 经来色淡量多者，加炮姜炭 2.4g。

【功效】滋阴清热，养血调经。

【主治】月经先期之血热证。女子月经先期，量多，色红甚或深红，或伴有心烦、面红、潮热，小便黄赤，舌红苔薄黄，脉数。

【方解】本方化裁于《古今医统》中的芩连四物汤。方中大生地、地骨皮清热凉血；炒黄芩、川黄连清热泻火；当归身补血活血；炒白芍养血益阴，柔肝止痛；阿胶珠滋阴养血；艾叶炭暖胞宫，荆芥炭凉血散瘀（二者炭炒，可加强止血之功）。全方既含清热之剂，又有滋阴养血之品，使热去而不伤阴血，血安则经血自调。诸药合用，共奏滋阴清热、养血调经之功。

【病案】石某，女，汉族，15 岁。2000 年 6 月 8 日初诊。患者 13 岁时月经初潮，开始经期色深量多，半年后月经先期而至，每次提前 10 ~ 15 天不等，色红而量多。自觉经时潮热，稍有汗出，舌红，苔薄黄，脉滑。病属月经先期，证属虚热，治当滋阴清热、凉血调经。予：当归身 9g，大生地 9g，炒白芍 9g，炒黄芩 4.5g，艾叶炭 3g，地骨皮 12g，阿胶珠 9g，荆芥炭 9g，青蒿 9g，炒地榆 6g。水煎 400ml，早晚各 200ml，连服 7 剂。再次行经时，周期正常，潮热大减。

【按语】月经周期提前 1 ~ 2 周者，称“月经先期”，亦称“经期超前”或“经早”。中医认为，该病主要在于冲任不固，经血失于制约，月经提前而至。本案患者证属阴虚血热、冲任失养，故应当滋阴清热、凉血调经。方中用大生地、地骨皮、青蒿等滋阴之品清虚热，又加炒黄芩清实热；阿胶珠、炒地榆滋阴养血止血，当归身、炒白芍柔肝养血，艾叶炭、荆芥炭止血。全方虚实两热双清，凉血调经，既能凉血清热以控制月经先期，又不寒凉凝滞而影响经血外泄，可谓有祛邪安正之长，无治标伤正之弊。

六十八、月经稀发（月经后期量多）

【方药组成】

当　归 9g　　白　芍 9g　　生　地 9g

阿　胶 9g　　艾叶炭 4.5g　　炮姜炭 3g

川　断 9g　　桑寄生 12g　　小牛角腮 9g

【临证加减】

1. 量多色淡，气血两亏者，加黄芪、白术、党参。

2. 无牛角腮，可用血余炭、仙鹤草。

3. 少腹坠痛者，加吴茱萸 3g、紫石英 12g。

【功效】温经止血，养血调经。

【主治】月经后期伴月经量增多。女子经期延后，量多，色红或淡，无血块，可见腰背时有酸胀，舌淡苔薄白，脉细或弱。

【方解】本方化裁于《金匮要略》中的芎归胶艾汤。方中当归、白芍养血和血，调补冲任，为君药。生地清热凉血，养阴生津；阿胶甘平，既能滋补阴血，又能止血；二药合用，滋阴养血，共为臣药。艾叶炭、炮姜炭暖胞宫，止崩漏，又具理气止血调经作用；川断、桑寄生滋肝肾，益精血；四药温经止血，共为佐药。再配伍小牛角腮，加强止血功效。诸药相配，共奏温经止血、养血调经之功。

【病案】王某，女，汉族，25 岁。1999 年 11 月 11 日初诊。经期延后半年，诊时月经已逾期半月。经时量多，色淡红无血块，时有头晕眼花，面色苍白，舌淡苔薄白，脉细弱。病属月经后期，证属血虚。予：当归 9g，白芍 9g，生地 9g，阿胶 9g，艾叶炭 4.5g，炮姜炭 3g，川断 9g，桑寄生 12g，小牛角腮 9g，黄芪 12g，白术 9g，党参 12g，山萸肉 9g。水煎 400ml，早晚各 200ml，连服 7 剂。汤药服尽而月经来，色、量俱较前好转。

【按语】月经周期延后7天以上，甚至3个月以内，并且连续发生2个周期以上，称月经后期。中医认为精血不足或邪气阻滞，血海不能按时满溢，遂致月经后期。本方主要治疗月经后期量多为主。本方标本兼顾，以“养”为“塞”，用艾叶炭、炮姜炭、小牛角腮止血以治标，用当归、白芍、川断、桑寄生补肝肾、益阴血以治本。全方以养血固冲为主要手段，而达止血固崩的目的。本案患者时有头晕眼花，面色苍白，舌淡苔薄白，脉细弱，遂配伍党参、黄芪、白术补脾气，一则脾气生则血长，一则助脾摄血。诸药合用，共奏养血止血、补气调经之效。

六十九、月经周期不规则（月经先后无定期）

【方药组成】

醋柴胡4.5g	当归身9g	炒熟地9g
炒白芍9g	云茯苓9g	怀山药9g
制香附9g	月季花9g	炒黑荆芥炭9g

【临证加减】

1. 面黄，脉濡者，加党参、白术、甘草。
2. 舌红，脉弦细数者，加大生地、地骨皮。

【功效】疏肝理气，补脾调经。

【主治】肝气郁结，肝失疏泄之月经先后无定期。月经周期不定，或前或后，经量或多或少，色红有块，经行不畅，常伴有叹息，胸胁、乳房或少腹胀痛，经期可见加重，或可见脘腹不舒、呃逆嗳气、食少，苔薄白或黄，脉弦。

【方解】本方化裁于《太平惠民和剂局方》中的逍遥散。方中醋柴胡入肝经，疏肝解郁，使肝气得以条达，为君；当归身养血和血，炒白芍养血敛阴，炒熟地滋阴养血，三者养阴血，为臣；云茯苓、怀山药健脾补气（俾脾气健旺，化源充足，气血旺盛，则血液充足，此乃补脾生血），制香附、月季花理气调经（助醋柴胡疏肝），炒黑荆芥炭收敛止血，共为佐使。诸药合用，共奏疏肝理气、补脾调经之功。

【病案】戴某，女，汉族，35 岁。1994 年 3 月 16 日初诊。患者月经先后不定，本次推迟 20 余日未行，平素心情抑郁，喜太息，脘腹痞满，纳差，舌淡苔薄白，脉虚细而弦。证属肝郁脾虚，气血不调。治以疏肝解郁，健脾调经。予：醋柴胡 4.5g，当归身 9g，炒熟地 9g，炒白芍 9g，云茯苓 9g，怀山药 9g，制香附 9g，月季花 9g，合欢花、合欢皮各 12g，广郁金 9g，丹参 9g。水煎 400ml，早晚各 200ml，顿服。连服 1 周，肝郁症状有减，而经水已行。

【按语】女子以肝为先天，是以《傅青主女科》有云“妇人有经来断续，或前或后无定期，人以为气血之虚也，谁知是肝气之郁结乎”。月经先后无定期的病因多样，然以肝郁为其主因。肝气郁则血滞，治疗用醋柴胡、制香附、合欢花、合欢皮、广郁金疏肝理气，当归身、炒熟地、月季花、丹参、炒白芍养血活血调经，并辅以云茯苓、怀山药健脾补气，使郁滞经水得以畅通。

七十、痛经

【方药组成】

全当归 9g	炒赤白芍[各] 9g	炒川芎 9g
大生地 9g	元胡索 9g	桃仁泥 9g
草红花 4.5g	制香附 9g	泽兰叶 9g

【临证加减】

1. 青年妇女痛经时，此方用之最宜。此方反映了顺水推舟法，乃桃红四物汤加行气活血药而成。

2. 夹肝气者，加柴胡；夹寒滞者，分别选用艾叶、炮姜、吴萸、荜澄茄、肉桂。

3. 寒盛，少腹痛甚者，可选用附子粳米汤。

【功效】活血化瘀，理气止痛。

【主治】女子月经前后或月经时，瘀血内停之痛经。经期前后或月经时，小腹胀痛、拒按，月经量或多或少，或经行不畅，经色紫暗夹有血块，舌紫暗或有瘀点，脉弦涩或紧。

【方解】本方化裁于《玉机微义》转引《医垒元戎》中的桃红四物汤。方中全当归养血活血，为君；炒赤芍凉血祛瘀，炒白芍养血敛阴，白补赤泻，白收赤散，共奏清热凉血、活血化瘀、养血和营、柔肝止痛之功，为臣；元胡索、炒川芎活血散瘀、行气止痛，大生地清热凉血、养阴生津，亦为臣；配以强劲的破血之品桃仁、红花活血化瘀，泽兰叶疏肝气、通经脉兼活血化瘀，制香附理气调肝，共为佐使。全方配伍使瘀血祛、新血生、气机畅，共奏活血化瘀、理气止痛之功。

【病案】赵某，女，汉族，23 岁。1999 年 11 月 10 日初诊。患者经时小腹疼痛、拒按，量少不畅，颜色深而夹有血块，血块下而痛减，时有乳房胀痛，舌暗淡，苔薄黄，脉涩。证属瘀血内停，治以行气活血化瘀。予：全当归 9g，炒赤芍、炒白芍各 9g，炒川芎 9g，大生地 9g，元胡索 9g，川牛膝 9g，桃仁泥 9g，草红花 3g，制香附 9g，泽兰叶 9g，炒枳壳 6g。水煎 400ml，早晚各 200ml，顿服。经前连服 1 周，连续治疗 3 个月，疼痛及血块有减。

【按语】此病证缘于瘀血内停、冲任瘀阻（气血运行不畅），表现为“不通则痛”，是以治以活血化瘀、调理冲任气血。用桃红四物汤行气活血化瘀，辅以元胡索加强活血散瘀、行气止痛之功效，川牛膝引血下行排瘀血，炒枳壳、制香附行气调肝，泽兰叶疏肝气、通经脉兼活血化瘀。是以气血顺调则疼痛自止。

附：女子调经要诀

一、女子调经须究冲任，冲隶阳明，任络少阴。

二、经色正者其色正红，紫黑多热，暗黑如豆汁多虚寒；湿化者，黄如米泔水；淡红者多气虚血亏。凡有血块必有气滞，但色泽明润，紫黑兼有热证者为气滞热结，暗黑与寒证并见者多寒凝气滞。

三、稠黏微臭，多从热化；清彻腥味，多从寒化；浊臭不可闻，如尸臭败卵，多败症、坏症。

四、经行先期多热，来多者，以清虚热为主；先期来少者，壮水滋阴为主。先期而色淡者，多虚证。

五、经事后期者多寒，以温经摄血为主法。后期量少者，属虚者多，其中色淡、腹中舒和者，用益气养血、温经散寒。

六、痛经而兼腹胀者，总属肝有气滞，疏肝行气为先。辨痛经须知经前痛多气滞，经时痛多血瘀，经后痛多血虚，痛发有形如块痞胀者有寒滞。

七、更有一种前人称为风入胞脉而痛者，常为人所不知，昔程门雪老师用防风、荆芥、桔梗、甘草四味极有妙用，虚者加人参一钱（炒黑），研末用黄酒送服。此证特点，其脉乍大乍小，其痛乍起乍伏，其证乍寒乍热，颇似经期神经症。

七十一、白带过多一（带下病）

【方药组成】

炒苍术 9g　炒黄柏 9g　粉萆薢 12g
蛇床子 9g　土茯苓 15g　墓头回 9g
炒椿根皮 12g

【临证加减】此方治湿热带下。若伴有头昏脑胀、烦躁易怒，属肝经湿热下注者，可合龙胆泻肝汤。

【功效】清热利湿止带。

【主治】湿热带下。女子带下量多，色黄或白，呈脓性，质黏稠有臭气，呈豆腐渣样，胸闷口腻，食纳减少，或伴有阴部瘙痒，小便黄，舌苔黄腻，脉濡数或滑数。

【方解】方中炒苍术燥湿健脾，炒黄柏清热利湿，二者与土茯苓配伍，共奏清热燥湿、利湿泄浊之功；粉萆薢利水祛湿；蛇床子清热利湿，止带止痒；炒椿根皮清热燥湿止带；墓头回入心、肝二经，《山西中药志》载其“敛肝燥湿，止血。治妇人髋疽，赤白带下”，与炒苍术配伍，治湿热带下。诸药合用，共奏清热、利湿、止带之功。

【病案】徐某，女，汉族，35岁。1998年3月5日初诊。患者曾患有尿路感染，表现为尿频、尿急、尿痛，后症情延绵不愈，出现带下量多、色黄味臭，阴部瘙痒，少腹隐痛，小便黄，舌红苔黄腻，脉滑数。证属湿热带下，治当清热利湿止带。予：炒苍术9g，炒黄柏9g，粉萆薢12g，蛇床子9g，土茯苓15g，墓头回9g，炒椿根皮12g，猪苓9g，栀子9g，车前子9g。7剂，水煎400ml，早晚各200ml，顿服。二诊：药后诸症好转，带下量明显减少，仍色黄，舌红苔黄，腻苔有化。续予原方7剂。随后带止。

【按语】《傅青主女科》说：“夫带下俱是湿症。”本方主要用于治疗外湿导致的湿热带下。外感湿邪，如经期涉水淋雨，感受寒湿，或产后胞脉空虚，摄生不洁，湿毒邪气乘虚内侵胞宫，以致任脉损伤，带脉失约，引起带下病。本案患者湿热内蕴，侵袭阴位，且有带下量多、味臭色黄，治应清热利湿。带下日久，湿热可耗伤阴津，而并见烦热、口苦咽干、小便短赤、舌红苔黄、脉数，治当加大清热之品。

七十二、白带过多二（带下病）

【方药组成】

潞党参 9g	炒白术 9g	云茯苓 9g
怀山药 12g	金樱子 9g	芡实米 15g
菟丝子 9g	金狗脊 9g	煅龙牡[各] 15g

【功效】健脾除湿，温肾止带。

【主治】脾虚带下。带下量多，色白或淡黄，如涕如唾，缠绵不断，无臭无味，面色萎黄，四肢倦怠或水肿，舌淡胖，苔白或腻，脉细缓。

【方解】本方化裁于《傅青主女科》中的完带汤。方中潞党参健脾益气、补养气血，为君；炒白术健脾益气、燥湿利水，怀山药益气养阴、补脾肺肾，云茯苓健脾利水渗湿、直达下焦，共为臣；金樱子、芡实米固涩止带，菟丝子、金狗脊补肾益精，煅龙骨、煅牡蛎收敛固涩以加强止带功效，皆为佐使。诸药合用，共奏健脾除湿、温肾止带之功。

【病案】陈某，女，汉族，35岁。1985年初诊。患者带下量多3个月，色白或淡黄，质清稀或黏稠无臭味，淋漓不断，神倦肢重，纳少便溏，腰酸痛，小腹冷感，小便频数，舌质淡，苔白，脉沉细而缓。处方：潞党参 9g，炒白术 9g，云茯苓 9g，怀山药 12g，金樱子 9g，芡实米 15g，菟丝子 9g，金狗脊 9g，煅龙骨、煅牡蛎各 15g。连服 10 余剂，带下减轻。

【按语】本方主要用于治疗内湿导致的脾虚带下。脾虚则运化失职，水湿内停，湿浊下注，损伤任带二脉，约固无力，从而引起带下病。本案患者因脾虚致清阳不升、湿气下陷，脾精不守，出现带下量多、神倦肢重、纳少便溏等症状，治以健脾益气。腰酸痛、小腹冷感、小便频数，提示脾虚及肾，故用菟丝子、金狗脊等温补肾阳，固任止带。

附：女子治带要诀

一、带下与调经相似，属奇经之病，但重点略有不同。月经不调与冲脉关系最大，带下病与任脉关系最大。所以《内经》上讲："任脉为病……女子带下瘕聚。"自然，带脉本身必然有病。精藏于肾，腰为肾之府，带脉束腰如带。肾虚带脉失去约束，故带下绵绵不绝。治带下病必须先明此理。

二、凡带下病，必有湿，先辨虚实，再辨寒热。凡实证，如湿热带下，宜通不宜止，切不可骤用固涩药；寒湿者，可用温燥药，如苍白术；脾虚而湿热带下者，易黄汤更妙，可用山药、芡实、黄柏、车前子；肾虚而湿热带下者，处方颇难两全，可仿《医宗金鉴》清白散，或四物汤加椿根皮、黄柏、甘草、炮姜；赤带加地榆、黄芩、荆芥炭。

三、脾虚阳陷入阴，可见带下不绝，可用李东垣升阳益胃汤。中虚者，湿自内生，带从下泄。

四、寒湿带下，其甚者，必究其肾，其证带下清稀，少腹阴股间清冷不温，脉沉细者可用附桂八味，阴虚者仿知柏地黄处方。

五、久带滑脱不禁，即可用摄纳之法，可用芡实、金樱子、茯苓、菟丝子、莲须、覆盆子、龙骨、煅牡蛎之类，验方十白散亦佳（验方十白散方：鹿角霜、怀山药、白茯苓、白鲜皮、白蔹、白龙骨、煅牡蛎或煅白螺蛳壳、芡实米或薏苡仁；有虚热者加白薇，带多清稀而腥者用枯白矾，有热者加白花蛇舌草）。

六、倘按法治之不效，病久者须知阴阳俱病，可仿通补任督之法，着重用血肉有情之品。偏阴不足者，大补阴丸；偏阳不足者，龟鹿二仙胶、斑龙丸可随宜选用。

七十三、妊娠呕吐（妊娠恶阻）

【方药组成】

老苏梗 4.5g	生白术 6g	淡子芩 4.5g
姜半夏 9g	陈广皮 6g	砂仁壳 3g
淡竹茹 6g	苎麻根 9g	灶心土（包煎）30g

【临证加减】

1. 腰酸腹坠者，加寄生、川断。

2. 头昏目眩者，脉弦，加钩藤；脉濡，加党参。

3. 吐不止，加姜川连 1.5～3g、乌梅肉 9g。

【功效】健胃降逆，止呕安胎。

【主治】妊娠早期，恶心呕吐，胃脘胀闷，不欲饮食，体倦乏力，或呕吐吞酸，口干苦，或口中淡腻，舌淡，苔白或黄腻，脉滑。

【方解】本方化裁于《医方集解》中的香砂六君子汤。方中老苏梗疏肝解郁，安胎。《药品化义》云："苏梗……能使郁滞上下宣行，凡顺气诸品惟此纯良。其性微温，比枳壳尤缓。病之虚者，宽胸利膈，疏气而不迅下。如安胎饮，顺气养阴。"生白术性温味甘，补气健脾，和中安胎；淡子芩性寒，清热燥湿，除热安胎；姜半夏燥湿化痰，和胃止呕；陈广皮开胃降逆；淡竹茹、苎麻根清热除烦，止呕安胎；砂仁壳、灶心土温中降逆止呕。诸药合用，共奏健胃降逆、止呕安胎之功。

【病案】苏某，女，汉族，38 岁，2000 年 6 月 14 日初诊。患者孕月余，时恶心欲吐，频嗳气，无反酸，胃脘胀满，纳差，神疲体倦，舌淡，苔薄白，舌边齿印明显，脉细滑。张师认为此乃胃气虚弱，失于和降，冲气夹胃气上逆。予：紫苏梗 9g，生白术 6g，陈皮 9g，砂仁 6g，淡竹茹 9g，苎麻根 9g，山药 15g，莲子 9g，茯苓 15g。水煎 300ml，早晚各 150ml，顿服。服用 5 帖后，呕吐渐止，胃纳有增，精神好转。嘱继服。

【按语】妊娠呕吐，中医称“妊娠恶阻”“子病”，由冲气上逆、胃失和降导致，故以降逆和胃安胎为治则。因有胃虚、肝热、痰滞之不同，在安胎之品之外分别佐以健脾益胃之陈皮、白术，清泻肝热之淡子芩、淡竹茹，化痰除湿之姜半夏。《景岳全书·妇人规》：“凡恶阻多由胃虚气滞，然亦有素本不虚，而忽受胎妊，则冲任上壅，气不下行，故为呕逆等证。”患者初有妊娠，血聚于下以养胎元，而冲气上逆，兼有脾胃虚弱，失于运化，故治之以健胃和中、降逆止呕为原则。但因其妊娠之故，用药应着重安胎之品，不可妄用气药、血药。胎安则诸症安。

七十四、乳汁不多（缺乳）

【方药组成】

全当归 9g	炒川芎 9g	桃仁泥 9g
王不留行 9g	漏芦片 9g	炮山甲 9g
路路通 9g	通　草 3g	小青皮 4.5g

【临证加减】

1. 本方为一般的下乳方。

2. 气血两虚，乳汁不充，徒通无益。当补之，如八珍、十全大补均可；肾虚者可补肾。

【功效】养血活血，通经下乳。

【主治】产妇乳汁甚少或全无，伴有乳汁清稀，乳房柔软，无胀满感，神倦食少，面色无华，舌淡，苔少，脉细弱者。

【方解】本方化裁于《女科证治》中的通乳四物汤。方中全当归养血以荣经脉，炒川芎入血海行血气，桃仁泥活血祛瘀，三者合用，养血活血，共为君药。漏芦片性味苦寒，《神农本草经》载其“主皮肤热、恶疮疽痔、湿痹，下乳汁”；通草，原名通脱木，平淡无毒，《本经逢原》谓其“入阳明胃经，通气上达而下乳汁”；两者常配伍王不留行、炮山甲、路路通，以通经下乳，共为臣药。少量小青皮疏肝行气，为佐使药。诸药合用，共奏养血活血、通经下乳之功。

【病案】徐某，女，汉族，24岁。1999年9月30日初诊。剖宫产后6天，乳汁甚少，至滴乳不下，伴乏力自汗、小便频数。诊得舌淡苔少，脉象濡弱。张师认为剖宫生产，失血过多，气随血耗，致气血俱虚。气虚则乏力自汗，小便频数；血虚则舌淡苔少，脉象濡弱。“乳汁乃气血所化”，气血亏虚，乳无化源，故乳汁甚少，渐至滴乳不下。法当补气养血为主，稍佐活血化瘀，以达行乳之窍。予：全当归9g，炒川芎9g，桃仁泥9g，王不留行9g，漏芦片9g，炮山甲9g，路路通9g，通草3g，小青皮4.5g。服药3剂后，行乳正常。

【按语】缺乳常见的病因病机有两种：一是患者素体气血虚弱，又因产时失血耗气，或是脾胃虚弱，气血生化不足，乳汁化生乏源，导致乳汁甚少或全无；二是患者平素情绪不舒，或是产前产后抑郁，致使肝经气机不畅，气血阻滞，导致乳汁不畅。治疗宜寓通于补、寓通于疏，方获良效。虚则补之、实则疏之是本病治疗大法。气血虚弱型以补益为主，肝郁气滞型以疏泄为主。不论哪种证型，均宜佐以通乳之品。本案患者产后血虚热炽，不能施化津液以上奉为乳，故乳汁甚少，至滴乳不下。此乃气血虚弱，遂予全当归、川芎、桃仁等养血活血之品，气血足则乳汁生；再配以王不留行、漏芦片、路路通、通草等通经下乳。

七十五、急性乳腺炎（乳痈）

【方药组成】

金银花 12g	大连翘 9g	蒲公英 12g
留行子 9g	炒赤芍 9g	全当归 9g
漏芦片 9g	全瓜蒌 12g	木　通 4.5g

【临证加减】

1. 初起恶寒发热者，可加荆芥穗 4.5 ~ 9g。
2. 红肿热痛俱全者，加黄芩 9g、黄连 3g。
3. 硬块久不消，可加三棱 4.5g、皂刺 9g。
4. 本方适用于哺乳期急性乳腺炎（即外吹乳痈），以清热解毒、通调冲任为主。

【功效】清热解毒，通乳消肿。

【主治】哺乳期妇女见乳房部结块、肿胀疼痛，伴有全身发热，舌红脉数。

【方解】本方化裁于《医宗金鉴》中的瓜蒌牛蒡

汤。方中金银花、大连翘、蒲公英清热解毒，为君；炒赤芍、全当归补血养血，为臣；留行子、漏芦片、木通通络消痈、下乳消肿，全瓜蒌消肿排脓，共为佐使。诸药合用，共奏清热解毒、通乳消肿之功。

【病案】高某，女，汉族，24岁。1991年4月5日初诊。患者哺乳期，病程5天后就诊。头痛、发热、恶寒，体温38.7℃，右乳房肿胀，外上部红、肿、热、痛，触之内有硬块如鸡蛋大，无汗，乳汁郁而不出，口不渴，舌质红，苔白，脉浮紧而数。张师认为此病是乳痈初期，证属热毒壅滞。治以清热解毒，通乳消肿。予：金银花12g，大连翘9g，蒲公英12g，留行子9g，炒赤芍9g，全当归9g，漏芦片9g，全瓜蒌12g，木通4.5g。7帖，水煎服。服药2剂后，高热已退；服药7剂后，肿痛症状消失。继续服用7剂后痊愈。

【按语】中医称此病为“乳痈”。“痈”是一种发生于体表皮肉之间的急性化脓性疾病。其特点是发病迅速，局部皮肤红肿疼痛，伴有恶寒、发热、口渴等症状。常见于妇女产后哺乳期间，即“外吹乳痈”。中医认为此病多缘于乳汁郁积、情志不畅、肝气郁滞，乃产后饮食不节、脾胃运化失司，湿热蕴结于胃络，阳明胃壅滞，使乳络闭阻不畅、气滞血瘀、郁而化热而成，治宜疏肝理气、清热解毒、和营通乳。本案患者处于哺乳期，右乳房肿胀，外上部红、肿、热、痛，触之内有硬块如鸡蛋大，无汗，乳汁郁而不出，结合其舌脉，应为热毒壅滞肝胃二经，治当清热解毒、通乳消肿。方中蒲公英、金银花、大连翘清热解毒，配留行子、全瓜蒌、木通、漏芦片通络消痈、下乳消肿。

七十六、乳腺小叶增生（乳癖）

【方药组成】

醋柴胡 9g	全当归 9g	赤白芍[各] 9g
生香附 9g	广郁金 9g	夏枯草 12g
留行子 9g	海藻、昆布[各] 12g	白芥子 4.5g

【临证加减】

1. 块质软硬者，加炮山甲 9g。

2. 方中可加猫爪草 15 ~ 30g，散结作用更好。

3. 便结者，加全瓜蒌 15 ~ 30g；便溏者，加苡仁、浙贝、海浮石各 9 ~ 12g。

4. 乳房纤维性瘤亦可用本方。

【功效】疏肝理气，活血止痛，软坚散结。

【主治】肝气郁滞证。胁肋疼痛，胸闷善太息，情志抑郁易怒，或嗳气，脘腹胀满，脉弦。

【方解】本方化裁于《医学统旨》中的柴胡疏肝散。方中醋柴胡疏肝解郁；全当归补血活血；赤芍凉血祛瘀，白芍养血敛阴，二药合用，白补赤泻，白收赤散，共奏清热凉血、活血化瘀、养血和营、柔肝止痛之功；生香附、广郁金理气疏肝而止痛，助醋柴胡解肝经之郁滞，并增行气活血止痛之效；夏枯草清热泻火，略兼养肝；留行子活血通经，下乳消痈；海藻、昆布软坚散结；白芥子利气豁痰，通络止痛。诸药相合，共奏疏肝理气、活血止痛、软坚散结之功。

【病案】刘某，女，汉族，30岁。1996年8月25日初诊。患者自述半个月前洗澡时触及双乳而发现肿块，每于行经及情绪波动时双乳疼痛加重，心烦易怒，伴有嗳气。曾自行服用“乳癖消”“乳安片”等治疗，症状好转，且门诊随访。近日因与他人争吵，双侧乳房疼痛加重，特来我处求诊。现双侧乳房可触及多个大小不等、形态不规则、条索状、肿块边界不明显的肿块，小者如粟粒，大者直径可逾4～5cm，质地稍硬韧，有触痛，可活动，乳头无溢液，腋下未处及肿大的淋巴结，乳房外观无明显异常。舌淡红，苔薄白，脉沉弦，超声诊断为双侧乳腺增生。张师认为此为肝失条达，痰瘀凝滞。治以疏肝理气，软坚散结，活血通络。予：醋柴胡9g，全当归9g，赤芍、白芍各9g，生香附9g，广郁金9g，夏枯草12g，留行子9g，海藻、昆布各12g，白芥子4.5g。7帖，水煎服。服上方后，双侧乳腺肿块变软，疼痛未作。效不更方，服上方共20剂痊愈。

【按语】乳腺增生是一种临床常见的乳腺非炎性疾病，多为乳腺小叶增生，属中医学“乳癖”范畴。乳房乃足厥阴肝经循行之处，肝主疏泄与藏血，喜条达而恶抑郁，若情志不舒，气机不畅则郁结；气行则血行，气滞则血瘀，若气血失和，经络滞涩则化为乳内肿块。张师认为本病多由情志不舒，肝气郁滞，痰瘀凝结导致。

《医宗金鉴》曰：“忧思恚怒，气郁血逆，与火凝结而成。”柴胡疏肝散源于《医学统旨》，有疏肝解郁、调畅气机之效。本案方中醋柴胡、生香附、广郁金解郁开结，疏畅气机；全当归补血活血，白芍敛阴养血，赤芍凉血祛瘀，正所谓“理其气者，必调其血”；海藻、昆布可软坚散结，白芥子、留行子长于通经散结，夏枯草散结消肿。诸药相合，则肝气调畅，瘀行痰消，故奏其效。

七十七、子宫脱垂（阴挺）

【方药组成】

炙黄芪 9g	炒白术 9g	潞党参 9g
全当归 9g	炒白芍 9g	炙甘草 4.5g
醋柴胡 4.5g	炙升麻 4.5g	广陈皮 4.5g

【临证加减】

1. 本方立法，以陷者举之为原则，以补中益气汤为代表方。

2. 除中虚气陷者外，肾虚精血不足，亦可使子宫脱垂，可用鹿角片、肉苁蓉、巴戟天、菟丝子等药，以升补奇脉。

【功效】补中益气，升阳举陷。

【主治】脾虚气陷证。饮食减少，体倦肢软，少气懒言，面色萎黄，大便稀溏，舌淡，脉虚；以及脱肛、子宫脱垂、久泻久痢，崩漏等。临床常用于治疗内脏下垂、慢性胃肠炎、慢性细菌性痢疾、脱肛、重症肌无力、乳糜尿、慢性肝炎等；妇科之子宫脱垂、妊娠及产后癃闭、胎动不安、月经过多；眼科之眼睑下垂、麻痹性斜视等证属脾胃气虚或中气下陷者。

【方解】本方化裁于《脾胃论》中的补中益气汤。方中炙黄芪补中益气、升阳固表，潞党参补中益气健脾，炒白术补气健脾燥湿，三者合用，为君药。全当归补血活血；炒白芍功偏补，且补肝血，长于益阴和营，养血柔肝；二者合用，补血和营，为臣药。少佐广陈皮调理气机，炙甘草益气补脾。炙升麻、醋柴胡协同参、芪升举清阳，为使药。综合全方，一则补气健脾，使后天生化有源，脾胃气虚诸证自可痊愈；一则升提中气，恢复中焦升降之功能，使下脱、下垂之证自复其位。

【病案】刘某，女，汉族，30岁，工厂员工。1998年10月5日初诊。患者临产造成子宫脱垂，现站立久，子宫即脱出，小腹胀痛，气短乏力。身体虚胖，腹胀，小便频数，带下量多，质清稀。舌淡有齿痕，脉沉细。张师认为此属中气下陷，应温中升举，方用补中益气汤加味治疗。予：炙黄芪9g，炒白术9g，潞党参9g，全当归9g，炒白芍9g，炙甘草4.5g，醋柴胡4.5g，炙升麻4.5g，广陈皮4.5g。6帖，水煎服。服药1周后，子宫复位。

【按语】子宫脱垂是指子宫从正常位置沿阴道向下移位，子宫颈外口下降达坐骨棘水平以下，甚至全部脱出阴道口外；常伴有不同程度的阴道前后壁膨出，而以阴道前壁膨出多见。中医认为，子宫脱垂乃气虚下陷、带脉失约、冲任虚损，或在多产、难产、产时用力过度，以及产后过早参加重体力劳动等，损伤胞络及肾气，而使子宫失于维系所致。张师认为脾主中气，脾虚则中气不足而易下陷，故小腹下坠、子宫下脱；脾主四肢，脾虚中阳不振，则四肢无力、少气懒言、面色少华；下元气虚则膀胱失约，故小便频数；脾虚不能运化水湿，湿浊下注，则带下量多、质清稀。舌淡苔薄，脉沉细，均为气虚之象。方中多用补脾之药，配伍养血柔肝以及调理气机药物，共奏补中益气、升阳举陷之功。

七十八、附件炎（腹痛）

【方药组成】

台乌药 9g	橘荔核[各] 12g	川楝子 12g
赤白芍[各] 9g	制香附 9g	当归身 9g
九香虫 4.5g	小青皮 4.5g	椿根皮 12g

【临证加减】

1. 附件炎者，复有少腹痛。少腹为厥阴任脉之地。本方以理厥阴肝经之气为主、调任脉之血为辅。

2. 少腹刺痛者，以血滞为主，轻者桃红四物汤，次者失笑散，重者少腹逐瘀汤。

3. 有热者，需清，去九香虫，加粉萆薢；便秘时，实者酌加制川军，既可清利，亦可祛瘀。

【功效】行气疏肝，散寒止痛。

【主治】肝经寒凝气滞证。小肠疝气，少腹引控睾丸而痛，偏坠肿胀，或少腹疼痛，苔白，脉弦。

【方解】本方化裁于《医学发明》中的天台乌药散。方中台乌药辛温，行气止痛，温肾散寒；橘核苦平，入肝经，理气、散结、止痛；荔枝核甘温，入肝、肾经，行气散结，祛寒止痛；川楝子苦寒，入肝、胃、小肠经，疏肝行气止痛；四者合用，疏肝行气止痛，为君药。白芍益脾，能于土中泻木；赤芍散邪，能行血中之滞；二药合用，白补赤泻，白收赤散，共奏清热凉血、活血化瘀、养血和营、柔肝止痛之功；当归身补血活血，调经止痛；三者补血活血，为臣药。制香附疏肝解郁，理气宽中，调经止痛；九香虫行气止痛、温肾壮阳，有抗菌消炎作用；小青皮疏肝理气；椿根皮清热燥湿，收敛固涩，能止带、止泻、止血固经；四药合用，为佐使药。诸药合用，使寒凝得散，气滞得疏，肝络调和，则痛自愈。

【病案】陈某，女，汉族，68 岁，退休职工。1997 年 8 月 4 日初诊。患者近日自觉下腹部疼痛，腰骶部有酸胀下坠感，活动后加重，休息后缓解。近期患者就近去医院就诊，查妇科超声提示附件炎，右侧附件炎性包块。予抗菌治疗 1 周后，症状缓解不明显，遂转求中医治疗。刻下：下腹部疼痛，腰骶部有酸胀下坠感，活动后加重，休息后缓解。舌淡白，苔白腻，脉沉弦。张师认为此属肝经寒凝气滞，治予行气疏肝、散寒止痛。予：台乌药 9g，橘荔核各 12g，川楝子 12g，赤白芍各

9g，制香附 9g，当归身 9g，九香虫 4.5g，小青皮 4.5g，椿根皮 12g。6 帖，水煎服。服药后，下腹部疼痛明显缓解。

【按语】附件炎伴下腹疼痛、带下增多、盆腔包块及不孕等，可归入中医“妇人腹痛”“带下病”及“不孕症”等范畴。本病的发生多由患者体质虚弱，或摄生不慎，感染湿浊邪气所致。湿阻冲任，气血不畅，蕴而化热，可成为湿热下注或瘀热互结之证；若湿浊不去，日久耗伤脾肾阳气，湿从寒化，可引起寒湿凝滞之证。足厥阴肝经络于阴器，上抵少腹，若寒邪侵犯厥阴肝经，致肝气郁滞，易发为少腹疼痛，故治疗妇科少腹疼痛总不离乎理气疏肝、行气散寒之法。

七十九、麻疹透法（麻疹）

【方药组成】

荆防风[各] 3g	光杏仁 4.5g	西河柳 9g
炒牛蒡 4.5 ~ 9g	苦桔梗 3g	嫩前胡 4.5 ~ 9g
净蝉衣 2.5g	淡竹叶 3g	芫荽一撮

【临证加减】透疹以散为主、以温为用，不可见身热便过用寒凉。苦寒之品用于麻疹初起疹发不透者，反有遏邪之弊；早用过用，恐使疹毒内陷。

【功效】疏风透表，清宣肺卫。

【主治】麻疹不透。发热咳嗽，微汗，泪水汪汪，两颊可见麻疹黏膜斑，神烦口干，小便短少，大便不调，舌红，苔薄白或黄，脉浮。

【方解】本方化裁于《痘疹会通》卷五中的荆防败毒散。方中荆芥、防风辛温解表，疏散风热且透疹；西河柳味甘辛，归肺经，疏风解表透疹，多用于麻疹初期或疹出不透；光杏仁、苦桔梗、嫩前胡宣肺化痰；净蝉衣、炒牛蒡祛风止痒；淡竹叶甘淡寒，清热利尿，清气分热；煎加芫荽一撮，发表透疹健胃。诸药合用，共奏疏风透表、清宣肺卫之功。

【病案】赵某，男，汉族，6岁。2000年5月9日初诊。患儿3天前感冒咽痛，后发热咳嗽，神烦口干，小便短少，大便可，舌红，苔薄黄，脉浮，两颊靠近臼齿处可见麻疹黏膜斑。张师认为此乃感受时邪犯肺，肺失宣肃，正邪相争，疹发不透。予：荆芥、防风各3g，光杏仁6g，西河柳9g，炒牛蒡5g，苦桔梗3g，嫩前胡9g，净蝉衣3g，淡竹叶3g。大火煎10分钟，早晚各100ml，顿服。服2剂后，发热不显，皮疹透发于耳、颈部继而躯干四肢。2周后疹退。

【按语】麻为阳毒，以透为顺，麻喜清凉，以清为要，故本病治疗以“麻不厌透”为基本法则。凡出疹子的病，应出而未出或疹出不透时，可采用辛凉透表一类的药物，使其顺利透出，不致发生变证，多用于麻疹初期的证治，如荆芥、防风、连翘、净蝉衣、苦桔梗、炒牛蒡之类。本案为麻疹初期，麻毒郁表，治疗以解表透疹为主，而透疹宜辛温辛凉并用。方中诸药辛以透疹，凉以解毒泄热。若末期邪毒已退，正气耗伤，应注意养阴清热。

八十、水痘（水痘）

【方药组成】

金银花 9g	大连翘 9g	薄荷叶 3g
桑叶皮[各] 9g	大豆卷 12g	淡竹叶 3g
焦山栀 4.5g	光杏仁 9g	大力子 9g
乳滑石 12g	净蝉衣 0.3g	

【临证加减】

1. 高热面红，口舌疳疮者，须清气热，用板蓝根、紫花地丁、川黄连（热重于湿）。

2. 苔白腻，脉濡数者，为湿重（湿重于热），加生苡仁、芦根，或加防风（风能胜湿）。

【功效】疏风清热，利湿解毒。

【主治】微热、喷嚏流涕、咳嗽，周身疱疹以躯干为主，皮肤瘙痒。疱疹呈椭圆形，大小不一，内含水液，周围红晕。同一时期内丘疹、疱疹、干痂并见。舌红，苔薄白，脉浮数。

【方解】本方化裁于《温病条辨》中的银翘散。方中金银花、大连翘气味芳香，既能疏散风热、清热解毒，又可辟秽化浊，在透散卫分表邪的同时，兼顾了湿热病邪易蕴而成毒及多夹秽浊之气的特点，共为君药。薄荷叶、大力子疏散风热，清利头目；大豆卷透邪解表，清利湿热；桑叶疏散风热，清肺润燥，凉血止血；

桑白皮降泻肺气、通调水道而使水饮从小便而解；淡竹叶清热利尿；光杏仁润肺；焦山栀泻火除烦，清热利湿；乳滑石清解暑热，收湿敛疮；净蝉衣宣散风热，透疹利咽。合而用之，共成疏风清热、利湿解毒之剂。

【病案】胡某，女，汉族，8岁。1999年6月12日初诊。患儿1天前喷嚏流涕，后发热咽痛，身发疱疹，分布稀疏，疱浆清亮，周围红晕，见结痂，小便黄，大便干，舌红，苔薄黄，脉浮。2周前患儿同学有类似症状，张师认为此为感受外邪损伤肺卫，邪气夹湿透于肌表。予：金银花9g，大连翘9g，薄荷叶3g，桑叶皮各9g，大豆卷12g，淡竹叶3g，焦山栀5g，光杏仁9g，大力子9g，乳滑石12g，净蝉衣2g。大火煎10分钟，早晚各100ml，顿服。服3剂后，发热咽痛明显减轻，疱疹痒减；继续服用4剂，红晕不显，疱浆逐渐消退。

【按语】水痘为时疫时邪所致，初期以清热解毒化湿为基本治则。凡痘疹小而稀疏，色红润，疱浆清亮，或伴有微热、流涕、咳嗽等，以银翘散加减，根据不同证型分别疏风清热、利湿解毒，清气凉营、解毒渗湿。本案患儿感受外邪损伤肺卫，邪气夹湿透于肌表，遂予银翘散加减。方中金银花、大连翘、薄荷叶、桑叶皮、大豆卷等疏风清热，淡竹叶、焦山栀、光杏仁、大力子、乳滑石解毒化湿，净蝉衣与银翘合用既能透疹又有较好的祛风止痒作用。诸药合用，使邪毒去，湿祛病安。

八十一、小儿厌食症（小儿饥不欲食）

【方药组成】

潞党参 9g　　炒白术 9g　　云茯苓 9g

粉葛根 9g　　广藿香 4.5g　　广木香 2.1g

使君肉 9g　　炒麦芽 12g　　焦六曲 9g

【临证加减】

1. 小儿饥不欲食，为脾胃病。脾为后天之本、气血生化之源，故首重调理脾胃。本方选取钱仲阳的七味白术散加减而成。

2. 虫积者，加鹤虱、贯众、苦楝皮、槟榔。

3. 腹满膨胀者，须调气，用砂仁壳、丁香、炒枳壳，甚者可用干蟾皮。

【功效】健脾祛湿，开胃消食。

【主治】小儿不思饮食，面色少华，精神欠佳，大便干稀不调，舌质淡，苔薄微腻，脉细有力。

【方解】本方化裁于宋代钱乙《小儿药证直诀》中的七味白术散。方中潞党参益气健脾养胃，炒白术苦温健脾燥湿，加强益气助运之力，共为君药；云茯苓甘淡健脾渗湿，粉葛根升阳生津，广藿香化湿止呕，广木香调理中焦气机，共同为臣，奏健脾祛湿理气之功；使君肉杀虫消积，炒麦芽、焦六曲消食化积，合用为佐使药，奏开胃消食化积之功。诸药合用，共奏健脾祛湿、开胃消食之功。

【病案】王某，男，汉族，6 岁。1997 年 2 月 12 日初诊。患儿平素挑食，不思饮食，喜食甜食，易腹胀，面色萎黄，易困倦，口干，便欠畅，舌淡，苔薄腻，脉细滑。张师认为，此乃饮食不调，脾虚不能生化气血。予：潞党参 9g，炒白术 9g，云茯苓 9g，粉葛根 9g，广藿香 5g，广木香 3g，炒麦芽 12g，焦六曲 9g。水煎 300ml，早晚各 150ml，顿服。服用半月后，纳食有增。嘱粗细荤素搭配，减甜腻之物，继续服用 1 个月后，面黄不显，精神渐佳。

【按语】小儿饥不欲食，为脾胃病。《素问·灵兰秘典论》："脾胃者，仓廪之官。"中医认为"脾为后天之本，气血生化之源"，故治必先调理脾胃。小儿不思饮食应以健脾益胃为基本治则。本案患儿饮食失调，后天脾失濡养，气血生化乏源，故面黄神委；脾胃不能运化水谷，故中焦胀满。方中党参、白术、茯苓健脾益气，葛根、藿香、木香调气和胃祛湿，炒麦芽、焦六曲消食化积，俾脾胃运则气血化生，上荣于面。诸药合用，共奏健脾益胃之功。

八十二、瓜果痢（痢疾）

【方药组成】

生苍术 9g　　生厚朴 6g　　公丁香 2.5g

草果仁 4.5g　　春砂壳 3g　　陈广皮 4.5g

姜半夏 9g　　云茯苓 9g

【临证加减】

1. 瓜果积痢，伤于寒湿，故本方为燥湿醒脾之方。方出明时徐春圃《医统》，名为“醉香玉屑”，颇有实效。

2. 瓜果痢之诊断，须病因确切。本方所加之引经药，视为何物所伤，如西瓜所伤则用西瓜翠衣一瓤为引，甜瓜所伤则用甜瓜籽一撮为引。

3. 本病包括痢疾、肠炎、胃肠功能紊乱（胃神经症）等。

【功效】燥湿醒脾，理气和胃。

【主治】大便干稀不调，食瓜果后易生泄泻，不思饮食，胃痞肠鸣，舌质淡，苔薄微腻，脉濡细。

【方解】本方化裁于明代徐春圃《古今医统大全》中的醉香玉屑散。方中生苍术辛香苦温，入中焦能燥湿健脾，使湿去则脾运有权，脾健则湿邪得化；生厚朴芳化苦燥，长于行气除满，且可化湿，与生苍术相伍，行气以除湿，燥湿以运脾，使滞气得行，湿浊得去；陈广皮、云茯苓理气和胃，燥湿醒脾；公丁香、春砂壳振奋脾阳治本，又助生苍术、生厚朴、陈广皮驱除已聚之湿邪；草果仁燥湿散寒，除痰截疟；姜半夏燥湿化痰，和胃止呕。诸药合用，标本兼顾，共奏燥湿醒脾、理气和胃之功。

【病案】戴某，男，汉族，6岁。2000年8月12日初诊。患儿食西瓜后腹泻3次，纳谷不馨，精神欠佳，舌淡，苔白腻，脉濡细。张师认为此乃湿邪伤脾，脾胃失调。予：生苍术 9g，生厚朴 6g，公丁香 2g，草果仁 4.5g，春砂壳 3g，陈广皮 5g，姜半夏 9g，云茯苓 9g。加西瓜翠衣一瓤，水煎 300ml，早晚各 150ml，顿服。服用 2 剂后，纳食有增。嘱少食生冷甜腻之物，继服 3 剂后痊愈。

【按语】瓜果积痢，伤于寒湿，故本方为燥湿醒脾之方。本病包括痢疾、肠炎、胃肠功能紊乱（胃神经症）等。本案患儿夏季喜食生冷瓜果，易引起湿邪伤脾，致脾胃不调。方中以生苍术、生厚朴、陈广皮（取平胃散义）消导利湿治标；又以公丁香、春砂壳振奋脾阳治本，并助生苍术、生厚朴、陈广皮驱除已聚之湿邪。诸药合用，标本兼顾，使脾阳不振、湿聚中州之间歇性长期腹泻自能获愈，颇有实效。

八十三、幼儿急疹（风疹）

【方药组成】

连翘壳 9g	薄荷叶[后下] 3g	金钱草 9g
光杏仁 9g	天花粉 9g	紫　草 4.5g
苦桔梗 1.8g	绿豆衣 9g	青防风 1.8～2.5g

【临证加减】

1. 见扁桃体红肿者，加炙僵蚕 4.5g、牛蒡子 4.5g、马勃 1.5g。

2. 见高热，苔黄者，加黄芩 2.5～4.5g、山栀 3～9g。

3. 腹胀，便秘者，加莱菔子 4.5～9g、大黄 2.5～4.5g。

【功效】疏风清热，宣透邪毒。

【主治】发热神烦，饮食减少，或见咽痛，舌质偏红，舌苔薄黄，指纹浮紫。

【方解】本方化裁于《痘疹活幼至宝》中的宣毒发表汤。方中连翘壳清泄上焦之热；青防风、薄荷叶解肌散邪透疹；光杏仁、苦桔梗宣肺；金钱草清热利湿；绿豆衣、紫草清热解毒；天花粉清热泻火。诸药合用，共奏疏风清热、宣透邪毒之功。

【病案】严某，男，汉族，1岁。2000年10月12日初诊。患儿发热3天，高热（体温39℃），服西医退热药则体温正常，药效过后体温仍升高至39℃，精神可，食欲正常，舌红，苔薄黄，指纹浮紫。张师认为此乃风邪外袭肺卫，郁于肌表。遂予：连翘壳9g，薄荷叶3g，金钱草9g，光杏仁9g，天花粉9g，苦桔梗2g，绿豆衣9g，青防风2g。水煎200ml，早晚各100ml，顿服。服用2剂后，热退疹出，加紫草4g，继续服用2天后皮疹逐渐消退，患儿痊愈。

【按语】本病多缘于感受外邪，病在卫分为主，可涉及气分，一般不至营血；病初邪郁肌表或在卫分或入气分，宜卫气同治。本案患儿起病之初即高热不退，但患儿精神尚可，正邪交争，郁于肌表，治拟疏风清热、宣透邪毒。方中连翘壳、薄荷叶、金钱草疏风清肺，光杏仁、天花粉润肺，苦桔梗、绿豆衣清热解毒，青防风开宣肺卫而使热透疹出。

八十四、荨麻疹（瘾疹）

【方药组成】

全当归 9g　　生赤芍 9g　　小生地 12g

炒川芎 4.5g　　乌梅肉 9g　　防　风 9g

生甘草 9g　　白鲜皮 12g　　地肤子 9g

净蝉衣 1.5g

【临证加减】

1. 风热夹湿者，以消风散为主方，主药用荆防风、牛蒡子、蝉衣、当归、赤芍、苍术、六一散等；有虫积者，加化虫丸、槟榔、使君子等。

2. 内有胃肠蕴热，外有风邪者，宜表里双解，成方可用防风通圣散。

3. 久病表虚者，可加玉屏风散。

4. 矫正散，无论新久，均可试用。

【功效】祛风润燥，和血凉血。

【主治】皮疹反复发作，迁延日久，午后或夜间甚，伴心烦易怒，口干，神疲乏力，手足心热，舌淡少津，脉沉细。

【方解】本方化裁于《太平惠民和剂局方》中的四物汤以及上海中医药大学附属曙光医院的验方“矫正散”。方中全当归补血养肝，和血调经；小生地滋阴补血；生赤芍养血柔肝和营；炒川芎活血行气，畅通气血；四味合用，补而不滞，滋而不腻，养血活血，可使营血调和。方中乌梅肉、防风、生甘草，乃“矫正散”，具有疏散风热、抗菌止痒之功（原方中防风 9g，生甘草 6g，乌梅肉 3g）。再配伍白鲜皮、地肤子、净蝉衣，疗皮肤之风。诸药合用，共奏祛风润燥、和血凉血之功。

【病案】楼某，女，汉族，45 岁。2000 年 5 月 12 日初诊。患者反复身发皮疹，色红瘙痒，季节交替时易发，时有烦热口干，情绪欠佳，乏力，舌光红，脉细数。张师认为此乃气血不足，血虚生风。予：全当归 9g，生赤芍 9g，小生地 12g，炒川芎 5g，乌梅 9g，防风 9g，生甘草 9g，白鲜皮 12g，地肤子 9g，净蝉衣 3g。水煎 400ml，早晚各 200ml，顿服。服用 7 剂后，皮疹稍减；继续服用 1 个月后，身痒不显，皮疹渐消。

【按语】荨麻疹，中医称“瘾疹”“痦瘤”；病因以风为主，色红者偏热，色白者偏寒，暴病偶发多实，久病不已多虚。本方以血虚生风为例，故用四物汤为主方。方中有乌梅、防风、甘草，为上海中医药大学附属曙光医院验方，名为“矫正散”。本案患者素体虚弱，气血不足，血不荣络，虚风内生。遂予四物汤养血和血（小生地、生赤芍凉血和血），乌梅、防风、生甘草、白鲜皮、地肤子、净蝉衣等祛风润肤，使气血调和，皮疹自安。

八十五、皮肤感染（皮肤疖痈）

【方药组成】

金银花 12g　大连翘 12g　生赤芍 9g

紫地丁 9g　草河车 9g　淡黄芩 9g

野菊花 9g　生甘草 3g

【功效】疏风清热，利湿解毒。

【主治】皮肤损伤感染，或有皮疹，皮肤时有疼痛，轻重不等，舌红，苔薄白或薄黄，脉滑数。

【方解】本方化裁于《温病条辨》中的银翘散。方中金银花甘寒芳香，清热解毒，辟秽祛浊；大连翘苦、微寒，清热解毒，轻宣透表，共为君药。生赤芍清热凉血，活血化瘀，兼泻肝火；紫地丁清热解毒，凉血消肿，清热利湿；草河车清热解毒，消肿止痛；淡黄芩清热燥湿，泻火解毒；四者合用，共奏清热解毒、祛湿消肿之功，共为臣药。野菊花清热去火、抗菌消炎，以为佐。生甘草调和诸药，以为使。合而用之，共成疏风清热、利湿解毒之剂。

【病案】韩某，女，汉族，55 岁。1994 年 6 月 12 日初诊。患者身发皮疹，皮肤时有刺痛，瘙痒不显，伴咽痛，舌红，苔薄白，脉滑数。张师认为此乃外邪犯肺，邪郁肌表。遂予：金银花 12g，大连翘 12g，生赤芍 9g，紫地丁 9g，草河车 9g，淡黄芩 9g，野菊花 9g，生甘草 3g。水煎 400ml，早晚各 200ml，顿服，并用药渣煎汤 300ml 外洗。服用 7 剂后，皮疹稍减，刺痛稍减；继续内服加外洗1个月后，身痒不显，皮疹渐消。

【按语】本方基于银翘散化裁，合清热解毒类药物，统治外科皮肤感染之阳证。本案患者感受外邪，邪郁肌表，发为皮疹。方中银翘疏风清热，生赤芍、紫地丁、草河车、淡黄芩、野菊花清热解毒，生甘草调和诸药，共奏疏风清热解毒之功。

八十六、腰椎结核（肾俞虚痰）

【方药组成】

鹿角霜 9g　　大熟地 12g　　上肉桂 1.8g

生麻黄 1.8g　　炮干姜 1.8g　　白芥子 4.5g

全当归 9g　　生甘草 3g

【临证加减】方中鹿角霜也可酌改为鹿角胶，并可加入仙茅、仙灵脾、菟丝子、补骨脂之类。

【功效】滋肾壮督，温经散寒。

【主治】腰椎结核引起的腰酸疼痛，以钝痛为主，可伴有大腿痛，关节肿胀，夜间痛甚，舌淡暗，苔薄白，脉弦细。

【方解】本方化裁于《外科证治全生集》中的阳和汤。方中鹿角霜味咸性温、温肾助阳，大熟地温补营血、填精补髓，共为君药。上肉桂、炮干姜药性辛热，均入血分，温阳散寒，温通血脉，共为臣药。白芥子辛温，可达皮里膜外，温化寒痰，通络散结；少量生麻黄，辛温达卫，宣通毛窍，开肌腠，散寒凝，与白芥子共为佐药。再配伍全当归补血为使；生甘草生用亦为使，解毒而调诸药。诸药合用，共奏滋肾壮督、温经散寒之功。

【病案】莫某，男，汉族，65岁。2000年2月12日初诊。患者既往有肺结核病史，近3个月自觉腰痛显著，活动受限；腰椎X线片显示椎间隙狭窄，骨质破坏，腰大肌脓肿。舌淡暗，苔薄腻，脉濡细。张师认为患者腰部阴疽流注，乃痰浊阻络所致。遂予：鹿角胶9g，大熟地12g，上肉桂3g，生麻黄3g，炮干姜3g，白芥子5g，全当归9g，生甘草3g，仙茅9g，仙灵脾9g。水煎400ml，早晚各200ml，顿服。结合西医抗结核治疗，服用14剂后患者腰部疼痛有减，继续服用3个月后诸症有减。

【按语】肾主骨，腰为肾之府，脊中属督脉，故主方以滋肾壮督为主，是一张温经散寒、祛痰补虚的主方，也是中医治疗阴疽流痰的好方子。本案患者素体阳虚，营血不足，寒凝阴疽流注腰部经络，位置较深，损伤筋骨关节，故用阳和汤加减治疗。以温里为原则，方中重用大熟地滋阴补血，配血肉有情之鹿角胶补肾助阳、益精养血；稍佐生麻黄宣通经络、开腠理、散寒结，引阳气由里达表。全方补血与温阳并用，化痰与通络相伍，标本兼治。

八十七、淋巴结核（瘰疬）

【方药组成】

全当归 9g	醋柴胡 4.5g	赤白芍各 9g
夏枯草 12g	海藻、昆布各 12g	法半夏 9g
浙贝母 9g	猫爪草 12～30g	青　皮 4.5g

【临证加减】

1. 内觉疼痛，外皮色红，注意脓势已成，宜用补托之法，方中可加入生芪、皂刺、炒山栀、炒黄芩，甚者加炮山甲。

2. 肺肾阴虚或溃久不收者，可用归芍地黄丸；气血不足者，用香贝养营汤。

【功效】疏肝理气，化痰散结。

【主治】结核杆菌感染。多见于儿童或青少年，好发于颈部一侧或两侧，1 个或数个，皮色不变，按之坚硬，推之能动，也可延及下颌、腋窝部，进展缓慢，发病前有虚劳史。舌淡红，苔白腻或黄腻，脉滑。

【方解】本方化裁于《太平惠民和剂局方》中的逍遥散。方中醋柴胡疏肝解郁，使肝气得以条达；全当归甘辛温，养血和血；白芍酸苦微寒，养血敛阴；赤芍活血化瘀，兼泻肝火；全当归、赤白芍、醋柴胡同用，补肝体而助肝用，共为君药。海藻、昆布软坚散结，法半夏燥湿化痰，夏枯草清热泻火、略兼养肝，共为臣药。浙贝母、猫爪草化痰散结，青皮理气化痰散结，共为佐使药。诸药合用，共奏疏肝理气、化痰散结之功。

【病案】王某，男，汉族，10岁。1998年6月12日初诊。患儿体检发现颈部肿块3个月，坚实无疼痛，纳可，二便调，舌淡红，苔黄腻，脉弦滑。张师认为此乃气机不畅，外感风邪痰毒。遂予：全当归9g，醋柴胡6g，赤白芍各9g，夏枯草12g，海藻、昆布各12g，法半夏9g，浙贝母9g，猫爪草25g，青皮6g。上药水煎400ml，早晚各200ml，顿服。结合西医抗结核治疗，服用14剂后患者颈部肿部有减，继续服用3个月后诸症有减。

【按语】本方适用于瘰疬之皮色不变，不热不痛，未溃者。本案患者素体气机不畅，痰湿内生，加之外感风邪痰毒，郁于腠理，发为风热痰毒之证。治以疏肝理气，化痰散结。方中醋柴胡疏肝解郁，全当归养血和血，白芍柔肝，合用则补肝体而助肝用；再配伍化痰散结类药物，共奏消瘰之功。

八十八、痔血（肠风下血）

【方药组成】

生槐花9g　炒地榆9g　黄芩炭4.5～9g

防风炭4.5g　炒苍术9g　炒赤芍9g

粉丹皮9g　小生地9g　福泽泻9g

【临证加减】

1. 便秘者，加全瓜蒌15～30g、火麻仁12g。

2. 小便不利者，加通草2.5g、车前子12g（包煎）。

3. 中气不足者，劳则下血，用补中益气汤；气血交亏者，用人参归脾汤。

4. 近血，但查无痔疮，亦无肛裂，但用赤小豆当归散加地榆有效。

【功效】清肠疏风，凉血止血。

【主治】大便滴血、射血或带血，血色鲜红，大便干结，肛门瘙痒，口干咽燥，舌红苔黄，脉浮数。

【方解】本方化裁于《摄生众妙方》中的加减槐花散。方中生槐花清肠凉血止血，兼清肝泻火；炒地榆清热凉血止血，兼收敛止血；二药合用，长于清下焦肠道之热，凉血止血，多用于下焦血热出血。炒苍术清利湿热，助生槐花、炒地榆治下焦之湿、血分之热，共为君药；黄芩炭、防风炭疏风止血，为佐药；炒赤芍、粉丹皮、小生地凉血活血，福泽泻泄热利湿，为佐使药。诸药合用，共奏清肠疏风、凉血止血之功。

【病案】林某，男，汉族，50岁。2000年2月12日初诊。患者反复如厕，大便滴血，肛门无痛，肛门口有肿物感，血色鲜红，纳可，二便尚可。舌红，苔薄黄，脉细滑。张师认为此乃伏邪侵袭，伤及脏腑。遂予：生槐花9g，炒地榆9g，黄芩炭9g，防风炭5g，炒苍术9g，炒赤芍9g，粉丹皮9g，小生地9g，福泽泻9g。上药水煎400ml，早晚各200ml，顿服。服用5剂后，下血不显，加火麻仁12g，续服14天，旨在润肠通便，防止便干划伤痔疾。

【按语】痔血，俗谓“肠风下血”，其内治法一般用于肛门疾病初期，常见治法为清热凉血利湿。本案患者外邪内伏，然风邪善行数变，多易夹热，热伤肠络则血不循经，且湿热下注大肠，气机不利，是以引起便血。本方用防风炭，但用量不宜重；方中炒苍术、炒地榆，治下焦之湿、血分之热。

八十九、斑秃（油风）

【方药组成】

全当归 9g	西羌活 4.5g	宣木瓜 9g
明天麻 4.5 ~ 9g	大熟地 9g	黑芝麻 12g
大川芎 4.5g	生白芍 9g	制首乌 12g
杭菊花 4.5g		

【临证加减】

1. 精神极度紧张者，需加重镇安神药，如磁石、代赭石、朱砂。

2. 肝肾阴亏者，可用归芍地黄丸。

3. 外用毛姜擦之，新疆少数民族画眉之乌斯曼亦可试用。

【功效】养血祛风，滋养润燥。

【主治】肝、肾、血虚而风邪外袭以致风盛血燥，不能荣养的脱发。发落斑秃，皮肤干燥，面色萎黄，神疲乏力，失眠多梦，妇女可见月经量少或延迟，舌淡，苔薄腻，脉沉细。

【方解】本方化裁于《医宗金鉴》中的神应养真

丹。方中全当归、大川芎、生白芍、大熟地养血活血；明天麻、西羌活祛风通络，引药上行顶颠；黑芝麻、制首乌滋肾生发，乌须黑发；少量杭菊花清热，宣木瓜和胃化湿。诸药合用，共奏养血祛风、滋养润燥之功。

【病案】张某，男，汉族，65岁。2000年3月10日初诊。患者近1年发落甚，斑秃已现，自觉神疲乏力，纳少面黄，寐可，便欠畅，舌淡，苔白，脉沉细。张师认为患者神烦致气血内伤，血虚风燥。予：全当归9g，西羌活6g，宣木瓜9g，明天麻9g，大熟地9g，黑芝麻12g，大川芎9g，生白芍9g，制首乌12g，杭菊花6g。上药水煎400ml，早晚各200ml，顿服。服用1个月后，发落有减，面色有缓，纳增。嘱续服半年，并外用毛姜擦之。

【按语】斑秃，中医学称“油风”“鬼剃头”，为一种骤然发生的斑状脱发，轻者脱发呈片状，重者可全秃或普秃，以脱发区皮肤正常、无自觉症状为临床特征。多因饮食不节或情志抑郁化火，损阴耗血，血热生风，风热上窜颠顶，致毛发失于阴血濡养而突然脱落；或久病致气血两虚，肝肾不足，精不化血，血不养发，发无生长之源，毛根空虚而发落成片。治宜滋补肝肾，活血祛风，养血生发。患者神烦日久，气血内伤，血虚生风，而发为血之余，发失濡养则发落。

本病常由血虚风燥所致，故以养血祛风润燥为治则，予神应养真丹化裁，颇有实效。

九十、解毒通用方（热毒证）

【方药组成】

金银花 30g　　绿豆衣 15g　　生甘草 9g

干苇根 15g

【临证加减】

1. 无绿豆衣，可用绿豆 30g。

2. 煎汤代茶频饮之。

【功效】清热解毒，清宣肺热。

【主治】热毒证。口舌生疮，口干咽痛，下颌肿痛，面身疮疖等。舌红，苔薄黄，脉数。

【方解】方中金银花清热解毒为君药，绿豆衣、干苇根清热泻火，干苇根又能清胃热，生甘草解毒且调和诸药。合而用之，共奏清热解毒之功。

【病案】陈某，女，汉族，68 岁。2000 年 5 月 23 日初诊。患者近 1 个月反复口舌生疮，左下颌肿痛时有，曾服清开灵稍有好转，纳可，二便调，舌红，苔黄，脉滑数。张师查其舌脉，认为此乃热邪蕴肺，肺卫失宣。患者因工作繁忙无暇煎煮中药。遂予：金银花 30g，绿豆衣 15g，生甘草 9g，干苇根 15g。煎汤代茶频饮之。服用半月后，舌痛有减，左下颌肿痛渐消。

【按语】春夏交替时节，易感受风热时邪，而致肺热。本方为代茶饮，选用金银花、绿豆衣、生甘草、干苇根等清热解毒、清宣肺卫之品，可作为热毒证季节性饮品。

九十一、脊髓蛛网膜炎（痿病）

【方药组成】

鹿角霜 9g	炙龟甲 12g	大熟地 9g
巴戟天 9g	补骨脂 9g	淡干姜 3g
锁　阳 9g	蜣螂虫 4.5～9g	怀牛膝 9g

【临证加减】

1. 阴虚有热者，加知母、黄柏、猪脊髓1条。

2. 阳虚有寒者，加附子3g、肉桂1.2～2.4g。

【功效】滋肾壮督，温经散寒。

【主治】慢性腰背疼痛，运动受限，皮肤感觉迟钝，甚者截瘫或四肢瘫痪，肌肉萎缩，舌淡暗，苔薄，脉细涩。

【方解】本方化裁于《外科证治全生集》中的阳和汤。方中鹿角霜味咸性温，温肾助阳；大熟地温补营血，填精补髓；炙龟甲滋阴潜阳，益肾强骨，养血补心；三药合用，温阳补血，为君药。巴戟天补肾阳、强筋骨，补骨脂温肾助阳且纳气，锁阳补肾阳、益精血，三者协君药温肾壮阳，为臣药。佐以淡干姜温中、回阳通脉，怀牛膝补肝肾、强筋骨且引药下行。配蜣螂虫清热消肿散结，活血通络，治其标，为使药。诸药合用，共奏滋肾壮督、温经散寒之功。

【病案】陈某，男，汉族，70岁。2000年4月12日初诊。患者既往有脊髓蛛网膜炎病史，近半年腰痛显著、活动受限，皮肤麻木，下肢肌肉萎缩，纳食一般，神疲乏力，面色萎黄，舌暗，苔薄白，脉沉细。张师认为患者腰部阳虚寒凝，阻滞经络。予：鹿角霜9g，炙龟甲12g，大熟地9g，巴戟天9g，补骨脂9g，淡干姜3g，锁阳9g，蜣螂虫9g，怀牛膝9g。水煎400ml，早晚各200ml，顿服。服用1个月后，腰痛有减，精神尚可，二便调。嘱继续服用，半月随访1次。半年后，患者觉腰痛明显好转，下肢可活动，皮肤麻木有减。

【按语】肾主骨，腰为肾之府，脊中属督脉，故主方以滋肾壮督为主。本方是一张滋肾壮督、温经散寒的主方，适用于久病入络。方中有虫类药活血通络。本案患者素体阳虚，营血不足，寒凝阻滞腰部经络，损伤筋骨关节，故治疗应以温里为原则。方中大熟地滋阴补血，配血肉有情之鹿角霜、炙龟甲以及巴戟天、补骨脂、锁阳等补肾助阳，益精养血；淡干姜温中散寒，引阳气由里达表；虫类药活血通络，怀牛膝为引经药。全方温阳补肾，化痰与通络相伍，标本兼治。

九十二、希恩综合征（血风劳）

【方药组成】

鹿角胶烊化 9g	熟附片 3g	仙灵脾 12g
仙　茅 9g	全当归 9g	草红花 6g
桃仁泥 9g	益母草 9g	紫石英 12g

【临证加减】

1. 便溏食少者，不独肝肾精血有虚，脾胃运化亦迟，去归、桃、红之类（血药），加入参、术、芪、山药、补骨脂、五味之类。

2. 本方附子作温补肾命之用，与回阳救逆不同，用量宜轻不宜重，只求缓功，不求速效。

【功效】温肾填精，养血和血。

【主治】产后血劳证。产后月经闭止，乏力，形寒肢冷，毛发脱落，枯槁无华，头晕目眩，性欲丧失，甚者生殖器官萎缩，阴道干涩，宫寒不孕，舌淡苔白，脉沉细无力。

【方解】本方化裁于《景岳全书》中的右归丸和《玉机微义》中的桃红四物汤。方中鹿角胶甘咸温，壮肾温阳，益精养血；熟附片辛甘大热入肾，温壮元阳，补命门之火；二药相辅相成，温肾，壮元阳，填精益髓，共为君药。仙茅、仙灵脾辛热燥烈，助君药温肾壮阳，补命门火而兴阳道，共为臣药。全当归养血和血，紫石英甘温益血暖宫并助鹿角胶补养精血，草红花、桃仁泥、益母草活血祛瘀且使补而不滞，同为佐药。诸药合用，共奏温肾填精、养血和血之功。

【病案】朱某，女，回族，25 岁，会计。1999 年 3 月 13 日初诊。患者产后因大出血而出现乏力难解，畏寒，四肢不温，面色苍白，缺乳，毛发枯槁，皮肤干燥无汗，头晕目眩，性欲丧失，舌淡苔白，脉沉细缓。张师认为其精血亏虚，损及元阳。予：鹿角胶 9g（烊化），熟附片 3g，仙灵脾 12g，仙茅 9g，全当归 9g，益母草 9g，草红花 6g，桃仁泥 9g，熟地 9g。煎服。2 周后，患者畏寒减，面色微荣。

【按语】患者产时暴伤阴血，气随血脱，故乏力甚；阳气亏虚，则畏寒肢冷；气血虚弱，不能上荣于面，故面色苍白；乳汁化源不足，故缺乳；精血亏虚，毛发、皮肤失荣，故毛发枯槁、皮肤干燥无汗；脑失所充，故头晕目眩；肾虚无以作强，故性欲丧失。方中鹿角胶、熟附片、仙茅、仙灵脾温阳补肾、填精益髓，当归、红花、桃仁、益母草活血化瘀，熟地滋阴补血、益精填髓，共奏温肾填精、养血和血之功。

九十三、结节性红斑（瓜藤缠）

【方药组成】

紫　草 15g　　木　通 4.5g　　六一散 12g
蒲公英 15g　　留行子 12g　　酒赤芍 9g
全当归 9g　　炒苍术 6g　　炒黄柏 6g
赤小豆 15g　　怀牛膝 9g

【临证加减】

1. 倘苔白，脉濡缓，胸闷体重，红色正鲜者，当考虑湿从寒化，本方亦可加入桂枝、茯苓、泽泻，如仲景五苓散法，通阳化湿；前人有桂苓甘露饮，即温化清利兼施。

2. 挟风者，身必痛，骨节疼楚，游走不定，可仿羌活胜湿汤意，于清化药中加入祛风通络之品。

【功效】清热利湿，凉血消斑。

【主治】结节大如枣，色鲜红伴疼痛，绕胫而发，如瓜藤所缠，关节沉重酸痛，下肢水肿，伴周身乏力，困倦嗜卧，小溲黄浊，舌胖苔腻，脉滑数。

【方解】本方化裁于《医学正传》中的三妙丸和《伤寒直格》中的六一散。方中重用紫草为君，紫草甘咸性寒，凉血活血，解毒消斑；六一散清热利湿为臣，其中滑石质重体滑，味甘淡性寒，能利尿通淋；酒赤芍清热凉血，祛瘀止痛，助紫草凉血之功，酒制可加强通络之功，为佐药；蒲公英清热解毒、利湿、消痈散结，炒黄柏清热燥湿且可助君药解毒之功，同为佐药；炒苍术、木通、留行子、赤小豆均有利湿之效，共为佐药。全当归既可助活血之功，又甘辛性温而可反佐，令全方不至寒凉太过；怀牛膝既活血利湿，又引药下行，主治下肢湿热之两足麻木、痿软无力，为使药。全方相合，共成清热利湿、凉血消斑之功。

【病案】刘某，女，汉族，37岁，文员。1997年1月17日初诊。主诉：双下肢伸侧反复生发结节伴疼痛5年。患者5年前无明显诱因出现双下肢多点阵痛，后出现红肿热痛伴凸起，未治疗，2周后消失。半年后，结节复发，伴下肢沉重无力，病理诊断为结节性红斑，经激素等治疗而收效甚微。5年来病症反复，夏季尤为明显。张师认为其多发红肿结节为血热内蕴，予紫草15g、酒赤芍9g；结节绕胫而发，伴下肢水肿沉重，属湿热下注，予木通4.5g、六一散12g、留行子12g、炒苍术6g、炒黄柏6g、赤小豆15g。服药1周后，结节明显变小变软，肿痛消失，下肢水肿消失。

【按语】中医认为本病多因素体血分有热，外感湿邪，湿与热结，或脾虚失运，水湿内生，湿郁化热，湿热下注，气滞血瘀，瘀阻经络而发；或体虚之人，气血不足，卫外不固，寒湿之邪乘虚外袭，客于肌肤腠理，流于经络，气血瘀滞，寒湿凝结而发。但临床上，结节性红斑一般以湿热为主，临证须辨湿重于热或热重于湿——苔腻脉濡局部肿甚者，以湿为主，以三妙丸、四妙丸为主方；舌红脉数焮红者，以热为主，以黄连解毒汤为主方。无论寒热风湿，紫草、木通、滑石是本病主治之品。

九十四、盘状红斑狼疮（蝶斑疮）

【方药组成】

蒲公英 15g	留行子 12g	地骨皮 12g
紫　草 9g	大生地 9g	京赤芍 9g
白鲜皮 12g	白　蔹 9g	白花蛇舌草 12g

【临证加减】

1. 偏阴虚阳亢者，用知柏地黄丸加减。

2. 偏阳虚者，先宜温而不燥之品，如菟丝子、肉苁蓉、仙茅、仙灵脾之类。刚燥之附、桂、姜、细辛宜慎用；即用，亦仿右归丸、肾气丸方法，阴药之中加入阳药方妥。

3. 虚热不退者，需滋阴清热。轻者，可使用柴胡青蒿鳖甲煎；重者，三甲（龟甲、鳖甲、穿山甲）亦可使用。

4. 偏气虚者，黄芪、白术、党参均可随宜加入。

5. 红斑脱屑，骨节酸楚者，可用风药，轻者如秦艽、寄生、海桐皮，重者可用全蝎、蕲蛇（乌梢蛇等）。

【功效】清热解毒，凉血散瘀。

【主治】邪热炽盛，血热、瘀热互结，肌肤痹阻，斑疹红赤如丹涂之状，形如蝴蝶，好发于面部，舌红，苔黄，脉数。

【方解】本方化裁于《备急千金要方》中的犀角地黄汤。方中蒲公英苦甘性寒，清热解毒，利湿消痈，为君药；留行子味苦性平，活血消痈，利水通淋，为臣药；紫草、大生地、京赤芍清热凉血，解毒散瘀，共为臣药；地骨皮既清热凉血，又清虚热，亦为臣药；白鲜皮清热解毒、燥湿祛风，白蔹、白花蛇舌草清热解毒、利湿消痈，共助君药解毒利湿之功，为佐药。诸药合用，共收清热解毒、凉血散瘀之功。

【病案】米某，男，汉族，30岁，文员。1995年8月26日初诊。主诉：面部蝶形红斑1年。患者1年前出现盘状红色斑片，起初发于面部，特别是两颊、鼻梁处，呈蝶形分布，后发展至手背、手指等处。斑疹色鲜红或暗红，日晒后加重，时轻时重。张师认为皮损色鲜红者乃邪热炽盛，热毒侵肤，予蒲公英15g、白鲜皮12g、白蔹9g、白花蛇舌草12g，清热解毒；皮损不退，日久色暗，为血热妄行，血瘀互结，予紫草 9g、大生地 9g、京赤芍 9g，清热凉血，解毒散瘀。服药 1 周后，皮损暗沉者色转鲜红，红斑无新发。

【按语】本病是一种以面及手等暴露部位皮肤红斑、鳞屑、萎缩，状似蝴蝶，可累及全身多脏器的自身免疫性疾病。中医将其称为“蝶斑疮”，认为其本多是先天禀赋不足，肝肾亏虚；肝肾阴虚则虚火上炎，加之腠理不密，外热入侵，热毒入里，二热相搏，瘀阻脉络，内伤于脏腑，外伤于肌肤而发病。本案患者既往体健，虚证不明显，或因外邪所伤，导致邪热炽盛，血热妄行，日久瘀热互结，浸渍腠理肌肤，故面部及手背手指等处出现红斑。本方主要以清热解毒药为主，配以凉血消瘀之品。诸药配伍，共收清热解毒、凉血散瘀之功。

九十五、脊髓痨（梅毒致痿）

【方药组成】

炒熟地 18g　山萸肉 9g　巴戟天 9g
熟附片 3g　肉　桂 1.8g　当　归 9g
五味子 3g　鹿角胶[烊化] 9g　西羌活 4.5g
露蜂房 4.5g

【临证加减】

1. 兼气虚，神疲倦怠者，加黄芪、人参。
2. 精关不固，遗精滑泄者，加金樱子、潼蒺藜。

3. 腰膝酸软者，加怀牛膝、杜仲。

【功效】滋阴补阳，攻毒通络。

【主治】梅毒晚期，疮毒内攻，损筋伤骨，下元虚衰，筋骨萎软无力，行走如踩棉花，或伴下肢疼痛，舌淡苔白，脉沉细而弱。

【方解】本方化裁于《圣济总录》中的地黄饮子。方中炒熟地、山萸肉、巴戟天、鹿角胶温壮肾阳，四药合用以治下元虚衰之本，共为君药。熟附片、肉桂助阳益火，协巴戟天温暖下元，补肾壮阳，并可摄纳浮阳，引火归原；五味子酸涩收敛，合山萸肉可固肾涩精，伍肉桂可摄纳浮阳，纳气归肾；三药合用，助君药滋阴温阳补肾之力，同属臣药。当归养血和血，助鹿角胶以补养精血，以使精血互化；露蜂房攻毒杀虫，祛风止痛；西羌活祛风除痹止痛，俱为佐药。诸药配伍，使下元得以补养，浮阳得以摄纳，水火相济，阴阳双补。

【病案】李某，男，汉族，46 岁。1996 年 7 月 13 日初诊。患者举步如踩棉花伴四肢麻木半年。患者曾有多次非婚性接触史，3 年前出现硬下疳，半年前出现四肢麻木、行走不稳、如踩棉花，诊断为脊髓劳（梅毒三期）。刻下：神疲乏力，四肢畏寒麻木，舌淡苔白，脉沉细而弱。张师认为疮毒内攻，损筋伤骨，日久迁延，下元虚衰，筋骨萎软无力，虚多实少，不可过用攻伐。故予炒熟地 18g、山萸肉 9g、巴戟天 9g、鹿角胶 9g 温壮肾阳，熟附片 3g、肉桂 1.8g 助阳益火，五味子 3g 酸涩收敛，当归 9g 协鹿角胶使精血互化，西羌活、露蜂房各4.5g祛风止痛。服药2周后，患者麻木、畏寒症状明显减轻，行走不稳稍有改善。

【按语】脊髓痨是晚期梅毒表现之一，发病于梅毒感染后的20～25年，其病变主要是脊髓后根及脊髓后索发生变性，表现为患侧跟腱的压痛觉减退或消失。中医认为梅毒晚期多是疮毒内攻，损筋伤骨，下元虚衰，筋骨萎软无力，故见步态不稳、举步如踩棉花，与痹证和一般痿证不同。本病虚多实少，下元衰惫，阴阳两虚，不可过用攻伐；应滋肾阴，补肾阳，温补下元，以治下治本为主，稍佐攻毒通络之品，以治其标。

九十六、白塞综合征（狐惑病）

【方药组成】

金银花12g　蒲公英12g　川黄连3g

人中白4.5g　蚤休根9g　黄　柏9g

鹿衔草15g　小生地12g　土茯苓15g

益元散[包]12g

【临证加减】

1. 伴双下肢红斑结节、疼痛，胁肋胀痛，两目干涩模糊者，可用香附、玫瑰花、川楝子、柴胡。

2. 伴皮肤灼热疼痛，发热，目赤，便结者，可用白菊花、龙胆、栀子。

【功效】清热祛湿，解毒疗疮。

【主治】热毒上犯，灼生口疮；湿热下渗，致生阴疮；邪阻筋脉，关节不利；舌红，苔黄，脉滑数。

【方解】本方化裁于《温病条辨》中的清营汤。方中金银花味甘性寒，清热解毒，轻宣透邪，为君药；蒲公英清热解毒利湿，为臣药；川黄连清心泻火、解毒燥湿，黄柏清热解毒燥湿，人中白清热降火、止血化瘀，蚤休根清热解毒消肿，土茯苓解毒除湿、通利关节，共助君药清热解毒，为佐药；鹿衔草祛风除湿，小生地滋阴清热凉血，益元散祛暑除湿、清心泻热，共为使药。诸药相合，共奏清热祛湿、解毒疗疮之功。

【病案】柏某，女，汉族，22岁，学生。1996年7月13日初诊。主诉：口腔、外阴溃疡反复发作月余。患者1个月来口腔、外阴溃疡反复、多处发作，溃破处颜色鲜红，灼热疼痛，自感发热，下肢关节疼痛，口苦咽干，心烦，便秘，溲赤。张师认为其口溃反复为热毒上炎，予金银花12g、蒲公英12g等清热解毒；外阴溃疡为湿热下注，予川黄连3g、黄柏9g清热燥湿；口苦咽干、心烦为心火炽盛，予人中白4.5g清心泻热；下肢关节疼痛为邪犯关节，予土茯苓15g通利关节；因病发于夏，予益元散12g清暑利湿、清心安神；再配伍鹿衔草15g祛风除湿，小生地12g滋阴清热凉血。服药1周后，患者诉口腔、外阴溃疡较前好转，口苦咽干、心烦等热象明显改善。

【按语】本病多缘于湿热侵袭，郁久化火成毒。若邪热上犯，则口腔、眼部溃烂；若湿毒下渗阴部，则生殖器溃疡；若湿热毒邪充盈于外，则浸渍肌肤、关节。

本案患者口腔及外阴皆有溃疡，且病情反复，应是湿热郁久化毒，遂予清热解毒类药如金银花、蒲公英，而川黄连、黄柏清热且燥湿邪，配伍使用可加强清热功效。再配伍小生地滋阴，防清热药伤津液；益元散清心且补益五脏。

九十七、梅尼埃病（眩晕）

【方药组成】

明天麻 4.5g	生白术 9g	姜半夏 9g
鲜竹茹 6g	云茯苓 9g	广橘皮 6g
代赭石 15g	嫩钩藤 12g	珍珠母 30g

【临证加减】

1. 本方适用于梅尼埃病的一般类型。如呕吐而舌红脉数者，加姜川连。

2. 耳鸣、腰酸者，加潼白蒺藜、磁朱丸。

3. 脉沉细，舌淡白，眩晕欲仆，肢冷畏寒者，用真武汤。

4. 久病眩晕，神疲不寐，烦躁舌红，脉弦细者，用杞菊地黄丸合酸枣仁汤。

5. 久病眩晕，面㿠舌淡，脉濡心悸者，用归脾汤，或前方加参、芪、远志、枣仁之类。

6. 肢冷，脉沉细，舌胖苔白润，肾中阳气不足者，可仿真武汤。

【功效】平肝息风，燥湿化痰。

【主治】风痰上扰，眩晕头痛，胸闷呕恶，舌苔白腻，脉弦滑。

【方解】本方化裁于《医学心悟》中的半夏白术天麻汤。方中明天麻平肝潜阳息风，为治风要药；姜半夏燥湿化痰，降逆和胃，为治痰要药；二者共为君药。脾为生痰之源，故用生白术健脾燥湿，云茯苓健脾利湿，使脾旺健运，湿去痰消；广橘皮理气化痰，与姜半夏配伍，又可降逆和胃，使痰消浊降；三味共为臣药。鲜竹茹清热化痰，清胃止呕，可助姜半夏化痰之功，为佐药。代赭石、珍珠母可助明天麻平肝潜阳，嫩钩藤可助明天麻息风之效，三者亦为佐药。诸药相合，使风息痰消，诸症自愈。

【病案】王某，男，汉族，45 岁，财务。1999 年 9 月 18 日初诊。主诉：头晕伴耳鸣月余。患者 1 个月前因劳累出现眩晕，如坐舟楫，呕吐频作，耳内蝉鸣，听力骤减，头重如裹；确诊为梅尼埃病，服西药效果不显。张师四诊合参，认为其头晕频作、耳内蝉鸣不休为肝阳上亢，予明天麻 4.5g、嫩钩藤 12g、代赭石 15g、珍珠母 30g 平肝潜阳息风；其呕吐频作为痰浊中阻，头重如裹为痰蒙清窍，加姜半夏 9g、云茯苓 9g 健脾燥湿化痰，广橘皮 6g、鲜竹茹 6g 消痰和胃止呕。服药 1 周后，患者呕吐止，眩晕频次明显减少。

【按语】患者素体阳盛，加之劳累伤阴生火，化火生风，风升火动，上扰清窍，发为眩晕、耳鸣；多虑伤脾，脾失健运，聚湿生痰，痰湿中阻，则恶心呕吐。明天麻平肝潜阳息风，姜半夏燥湿化痰、降逆和胃，云茯苓健脾利湿，广橘皮理气化痰、降逆和胃，鲜竹茹清热化痰、清胃止呕，代赭石、珍珠母平肝潜阳，嫩钩藤息风。诸药相合，共奏平肝息风、燥湿化痰之功。

九十八、青光眼（青风内障）

【方药组成】

羚羊角粉冲入 0.9～1.2g	嫩钩藤 12g	白蒺藜 9g
大生地 9g	京元参 9g	杭菊花 4.5g
枸杞子 9g	车前子包 12g	草石决明各 12g

【临证加减】

1. 有头痛，恶心呕吐，胸闷脘胀者，加入平肝胃药，如代赭石、半夏、竹茹、橘皮之类。

2. 苔腻者，加厚朴、茯苓；目赤，舌红，脉弦数者，加泻肝清火药，如龙胆、丹皮、山栀。

【功效】滋阴柔肝，平肝潜阳。

【主治】肝经生热化风，导致眼干、眼胀、眼疲劳，视物模糊，头晕、头痛，伴激动易怒，舌红，舌干，脉弦而数。

【方解】本方化裁于《通俗伤寒论》中的羚角钩藤汤。方中羚羊角粉咸寒，入肝、心经，擅清肝热、息肝风；嫩钩藤苦凉，入肝、心包经，亦有清热平肝息风之效；两药合用，凉肝息风之功大增，共为君药。石决明味咸性寒，平肝潜阳，除热明目；草决明味甘苦咸，性微寒，泻肝火，平肝阳，明目；两者共为臣药。白蒺藜疏风明目，杭菊花清肝明目，枸杞子补肝肾明目，大生地、京元参养阴生津，助君药清肝热、降肝火，共为佐药。车前子利水通淋，祛风明目，引火下行，为使药。诸药组合成方，为滋阴柔肝、平肝潜阳之剂。

【病案】黄某，男，汉族，45 岁，文员。2000 年 6 月 15 日初诊。主诉：反复眼干、眼胀伴头痛 1 年。患者平素烦躁易怒，情绪波动大，1 年前开始出现眼干、眼涩、眼胀，同时伴有头晕、头胀、头痛的症状，激动时症状加重，心情平复后症状可缓解。近半月来出现视物不清，眼胀加重。张师认为其眼干、眼胀伴头痛为肝经热盛，肝火上炎，肝火化风，予羚羊角粉（冲入）0.9g、嫩钩藤 12g、草石决明各 12g 平肝阳息风；眼干为肝火伤阴，予大生地 9g、京元参 9g、枸杞子 9g 滋阴；肝火上炎，予杭菊花 4.5g 清肝泻火，车前子 12g 引肝火下于小便中。1 周后，眼胀、头痛消失，疗效显著。

【按语】本病发作时，与中医所称“五风内障”相似，以阴虚肝旺、风阳上扰者居多，故以滋阴柔肝、平肝潜阳为治疗大法。本案患者情志不遂，肝气郁结，郁久化热化火，肝火上炎，灼热伤目，则眼干、眼胀；肝火生风，肝风上亢，则头晕、头胀。故予羚羊角、钩藤清肝，草石决明平肝，再配伍菊花、枸杞子等明目，以及生地、玄参养阴生津，车前子引火下行，共奏滋阴柔肝、平肝潜阳之功。

九十九、中心性视网膜病变（视瞻昏渺）

【方药组成】

生熟地各 12g	枸杞子 9g	女贞子 9g
当归身 9g	炒白芍 9g	潼沙苑 9g
夜明砂 12g	花蕤仁 9g	谷精草 9g

【临证加减】

1. 口干，尿赤者，加知母、黄柏；便秘，口臭，苔黄者，去熟地、潼沙苑，加黄连、黄芩、茅根。

2. 本病尚可结合西医眼底检查，如黄斑部有水肿者，可加利水药，如四苓散、五苓散、猪苓汤等，也可仿滋肾通关丸加泽泻；如水肿久不退者，可从水滞血瘀中求之，加丹参、红花、川芎。

3. 头痛颇甚者，加生石决、珍珠母、紫贝齿。

4. 局部瘢痕形成者，加夏枯草、木贼草、海藻、昆布或石燕、石蟹之类。

【功效】补肝益肾，清肝明目。

【主治】肝肾不足，一目或两目昏花，如云中视物，如纱幕遮盖，视物发暗，舌红少苔，脉沉细数。

【方解】本方化裁于《麻疹全书》中的杞菊地黄丸。方中熟地黄味甘纯阴，入肝、肾经，滋肝补肾，填精益髓；生地黄味甘苦性寒，入心、肝、肾经，清肝热，养肾阴；二药相合，补肝益肾，共为君药。枸杞子味甘性平，入肝、肾经；女贞子味甘苦性凉，入肝、肾经；二药补肝肾明目，均为臣药。当归身、炒白芍养血滋阴，助君药滋补肝肾之阴，为佐药。潼沙苑味甘性温，入肝、肾经，补肝肾明目；夜明砂散瘀消积，清肝明目；谷精草疏风清热明目；三者亦为佐药。花蕤仁祛风散热，养肝明目，为使药。全方相合，共奏补肝益肾、清肝明目之功。

【病案】陈某，男，汉族，40岁，文员。1996年12月21日初诊。主诉：视物昏花1周。患者1周前因劳累过度出现左眼视物昏花，如纱幕遮盖，伴腰膝酸软，头晕，舌燥咽干，休息后仍无法缓解。张师认为其劳累伤阴，肝肾不足导致视物昏花，予生熟地各12g补肝益肾，枸杞子9g、女贞子9g、潼沙苑9g补肝肾明目，夜明砂12g、谷精草9g清肝明目，当归身9g、炒白芍9g养血滋阴。服药1周，患者目糊症状明显减轻，腰膝酸软、头晕症状消失。服药3周痊愈。

【按语】本病以肝肾不足为多见，成药可选石斛夜光丸。本病病机为肝肾不足，目失涵养。方中生熟地滋肝补肾，填精益髓；枸杞子、女贞子、沙苑子补肝肾明目；当归身、炒白芍养血滋阴；夜明砂散瘀消积，清肝明目；谷精草疏风清热明目。全方共奏补肝益肾、清肝明目之功。

一百、玻璃体混浊（云雾移睛）

【方药组成】

炒川芎9g　全当归9g　炒赤芍9g

大生地 9g　　花蕤仁 9g　　密蒙花 9g
木贼草 9g　　白蒺藜 9g　　西羌活 1.5 ~ 3g
净蝉衣 2.4 ~ 3g

【临证加减】

1. 头重胸闷，心烦口苦者，加薏苡仁、淡竹叶、黄芩、车前子等。

2. 眼底静脉迂曲扩张，视网膜上有片状出血，胸闷胁胀，口苦者，加桃仁、红花、柴胡等。

3. 头晕耳鸣，腰酸遗泄，口燥咽干者，加熟地、五味子、麦冬等。

4. 面色白或微黄，神倦乏力者，加人参、白术、茯苓等。

【功效】和血养血，明目退翳。

【主治】血虚瘀滞，自觉眼前似有蚊蝇或云雾样黑影飞舞飘移，甚至视物昏蒙，舌淡或暗或有瘀斑，脉弱或涩。

【方解】本方化裁于《仙授理伤续断秘方》中的四物汤。方中全当归甘温质润，补血养肝，和血养血，为君药。炒川芎辛散温通，上行头目，下行血海，中开郁结，旁通络脉，可助当归畅达血脉之力，为臣药。炒赤芍清热凉血，活血祛瘀，既助当归活血之功，又制当归温热之性，为佐药。大生地滋阴补血，花蕤仁祛风养肝明目；再配伍明目药物，如密蒙花养肝明目，木贼草清肝明目，白蒺藜祛风明目，净蝉衣明目退翳。西羌活为治风药，主升发，使药至其所，为使药。全方血虚者得之可收补血之功，血滞者得之可奏行血之效，共收和血养血、明目退翳之功。

【病案】于某，女，汉族，75岁，退休。1999年7月8日初诊。主诉：自觉眼前飞蚊之感半月余。患者面色萎黄，平素乏力眩晕，唇色紫暗，半月前出现眼前飞蚊黑花，视力下降。张师认为其年迈体弱，肝肾不足，血虚血瘀，营血不能濡养双目，故予全当归9g、炒赤芍9g活血化瘀，炒川芎9g行气活血，大生地9g滋肝肾之阴、补肝肾之不足，花蕤仁9g、密蒙花9g、木贼草9g、白蒺藜9g、净蝉衣3g明目退翳，西羌活1.5g载药上行。2周后，患者飞蚊症明显减轻，视力恢复如前。

【按语】本病因有云雾飘浮，飞蚊飞蝇之视感，故中医眼科称之为“云雾移睛”。历来眼科将本病分为痰湿、瘀热、肝肾两亏或气血不足几种情况。个人在治疗本病中感到用和血养血法比较应手，治疗虚实寒热之品可随证加入本方之中。

附：眼科治疗注意

一、治疗眼科疾病必须分五轮。

二、凡是眼底病多和肝脾肾有关，一般而言全身无特殊体征可从肝肾考虑，如有脾虚症状则从脾考虑。

三、凡是出血的病要分初、中、末三期治疗，初期偏于清、偏于止，中期偏于补，后期可加活血化瘀药，也就是一清、二补、三通。

四、眼科的治疗，从中医的基本理论入手要抓住下列3条：①肝开窍于目，眼病和肝有关；②肾为肝之母，肾虚水不涵木，所以眼病和肾关系密切；③五脏六腑之精气皆上注于目，所以以五轮来分五脏。

52检